国家出版基金项目
NATIONAL PUBLICATION FOUNDATION

国家出版基金资助项目

传染病症候群监测与检测技术丛书 第二分册

—— 杨维中 总主编 / 侯云德 主 审 ——

腹泻症候群病原学监测与检测技术

Pathogen Surveillance and Detection Techniques: Diarrhea Syndrome

景怀琦 黄留玉 段招军 ◎ 主编

U0388465

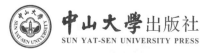

中山大学出版社
SUN YAT-SEN UNIVERSITY PRESS

· 广州 ·

图书在版编目（CIP）数据

腹泻症候群病原学监测与检测技术/景怀琦，黄留玉，段招军主编.—广州：中山大学出版社，2016.3

（传染病症候群监测与检测技术丛书/杨维中总主编，侯云德主审）

ISBN 978 - 7 - 306 - 05379 - 4

Ⅰ.①腹… Ⅱ.①景… ②黄… ③段… Ⅲ.①腹泻—病原细菌—监测 ②腹泻—病原细菌—医学检验 Ⅳ.①R574.62

中国版本图书馆 CIP 数据核字（2015）第 172790 号

FUXIE ZHENGHOUQUN BINGYUANXUE JIANCE YU JIANCE JISHU

出 版 人：徐　劲

责任编辑：曹丽云

封面设计：曾　斌

责任校对：江克清

责任技编：黄少伟

出版发行：中山大学出版社

电　　话：编辑部电话（020）84111996，84113349，84111997，84110779

　　　　　发行部电话（020）84111998，84111981，84111160

地　　址：广州市新港西路 135 号

邮　　编：510275　　传真：（020）84036565

网　　址：http://www.zsup.com.cn　E-mail：zdcbs@mail.sysu.edu.cn

印 刷 者：广州市怡升印刷有限公司

规　　格：787mm×1092mm　1/16　14 印张　350 千字

版次印次：2016 年 3 月第 1 版　2016 年 3 月第 1 次印刷

定　　价：39.00 元

丛书编委会

主　审　　侯云德
总主编　　杨维中
副总主编　黎孟枫　景怀琦　许文波　刘　玮　吴建国　袁正宏　任丽丽
　　　　　黄留玉　赵世文　赵　卓　王新华　陈　瑜

本书编委会

主　编　　景怀琦　黄留玉　段招军
副主编　　李中杰　王　鑫　王　勇　曹建平
审　校　　魏承毓（北京大学医学部）

编委会成员

王鸣柳　广西壮族自治区疾病预防控制中心
王　鑫　中国疾病预防控制中心传染病预防控制所
王多春　中国疾病预防控制中心传染病预防控制所
王　宏　中国疾病预防控制中心病毒病预防控制所
王　勇　中国人民解放军疾病预防控制所
郝　琼　宁夏回族自治区疾病预防控制中心
韩　俊　中国疾病预防控制中心病毒病预防控制所
赖圣杰　中国疾病预防控制中心
黄留玉　中国人民解放军疾病预防控制所
曹建平　中国疾病预防控制中心寄生虫病预防控制所
靳　淼　中国疾病预防控制中心病毒病预防控制所
董柏青　广西壮族自治区疾病预防控制中心
胡万富　安徽省疾病预防控制中心
李振军　中国疾病预防控制中心传染病预防控制所
李中杰　中国疾病预防控制中心
李丹地　中国疾病预防控制中心病毒病预防控制所
杨晋川　江苏省徐州市疾病预防控制中心
杨维中　中国疾病预防控制中心

夏胜利　河南省疾病预防控制中心
顾　玲　江苏省疾病预防控制中心
景怀琦　中国疾病预防控制中心传染病预防控制所
史智扬　江苏省疾病预防控制中心
闫梅英　中国疾病预防控制中心传染病预防控制所
阚　飙　中国疾病预防控制中心传染病预防控制所
段招军　中国疾病预防控制中心病毒病预防控制所
任　军　安徽省疾病预防控制中心
余建兴　中国疾病预防控制中心
郭喜玲　江苏省疾病预防控制中心
刘　娜　中国疾病预防控制中心病毒病预防控制所
沈玉娟　中国疾病预防控制中心寄生虫病预防控制所
梁未丽　中国疾病预防控制中心传染病预防控制所
许汴利　河南省疾病预防控制中心
张茂俊　中国疾病预防控制中心传染病预防控制所
尹建海　中国疾病预防控制中心寄生虫病预防控制所

序

　　传染病仍然是危害人类健康的重要疾病。不仅一些古老传染病病原体不断发生变异变迁，新的病原体还层出不穷，给传染病的发现、诊断和防治工作带来新的挑战。国家"艾滋病和病毒性肝炎等重大传染病防治"科技重大专项在"十一五"之初，在传染病监测技术平台中设立了"传染病五大症候群病原谱流行规律研究项目"，旨在通过对发热呼吸道症候群、腹泻症候群、发热伴出疹症候群、发热伴出血症候群、脑炎脑膜炎症候群等传染病五大症候群病原谱监测及其病原体变异变迁的研究，了解我国传染病五大症候群病原谱流行特征及变异变迁规律，同时使我国传染病监测网络保持并不断提高对新发突发传染病发现、诊断能力。

　　传染病五大症候群病原谱流行规律研究项目，在全国构建了跨区域、跨系统的传染病监测、检测网络。网络覆盖了全国 12 家传染病核心实验室、79 家区域网络实验室和 290 家哨点医院。项目研究涵盖了传染病五大症候群共 90 余种重要病原体。研究项目覆盖面广，研究内容丰富，参与的实验室和医院多，研究时间跨度长，需要有统一的监测和检测技术方案和操作规程，以控制监测、检测工作质量，确保研究结果的可比性和可靠性。项目设计之初，在国家"艾滋病和病毒性肝炎等重大传染病防治"科技重大专项的技术总师侯云德院士指导下，传染病五大症候群病原谱流行规律研究项目总负责人杨维中教授组织项目组近百名传染病监测、防治和实验室检测的专家和研究人员，编写了发热呼吸道症候群、腹泻症候群、发热伴出疹症候群、发热伴出血症候群、脑炎脑膜炎症候群等传染病五大症候群监测及其病原体检测研究技术方案以及病原体变异变迁研究技术方案，供各项目单位在项目实施中遵照执行。

　　项目历经"十一五"和"十二五"，截至 2015 年 11 月，共完成各类症候群 385 490 例病例信息及其 464 010 份标本的采集和检测的研究。初步建成了可以共享的症候群监测研究的技术平台、资源平台、人才平台和信息平台，建成了研究与应用紧密结合的传染病五大症候群监测国家协同创新体系。研究期间，项目组根据研究实践和学科的最新进展，对监测、检测研究技术方案进行了 2 次修订与更新，使之日臻完善。

　　为了尽早发挥国家重大传染病科技专项的科技示范效应，项目组在"十二五"即将结束之际，对发热呼吸道症候群、腹泻症候群、发热伴出疹症候群、发热伴出血症候群、脑炎脑膜炎症候群等传染病五大症候群监测及其病原体检测研究技术方案以及病原体变异变迁研究技术方案做了进一步的修改完善与更新，编纂成《传染病症候群监测与检测技术丛书》出版发行，以期供更多的临床医生、疾病预防控制工作者、研究人员以及相关院校师生等参考和借鉴。

本丛书按照发热呼吸道症候群、腹泻症候群、发热伴出疹症候群、发热伴出血症候群、脑炎脑膜炎症候群五个症候群监测及其病原体检测和病原体变异变迁研究6方面内容分为6个分册。基本内容包括传染病症候群罹患特征，监测基本概念和设计，标本采集、运输、储存及其病原体（细菌、病毒、寄生虫）病原学特征、检测策略和技术方法。本丛书有较好的系统性、实用性和操作指导性。

本书在编写、审稿过程中，得到了国家"艾滋病和病毒性肝炎等重大传染病防治"科技专项办公室及其总体专家组的支持和指导，得到了中山大学在出版方面的支持和帮助，在此致以衷心的感谢。

限于我们的水平，本书难免存在疏漏和不妥之处，敬请读者批评指正。

国家"艾滋病和病毒性肝炎等重大传染病防治"科技重大专项技术总师

传染病五大症候群病原谱流行规律研究项目总负责人

2015 年 12 月北京

前　言

在我国，目前仅有少数传染病开展了较为系统而全面的病原学监测工作，而绝大多数传染病病原体缺乏系统性监测，不能完全满足疾病防控的需要。为此，传染病防治科技重大专项专门设置了以症候群为核心的"传染病监测技术平台"项目。经过从"十一五"到"十二五"的持续监测研究，项目取得了显著成效，使我国获得了主要传染病的基础性资料并对其病原谱构成有了新的认识，可为传染病防控策略的制定提供新思路和科学依据。为更好地推广应用"传染病监测技术平台"项目多年实践经验与成果，为我国传染病防控服务，本书将重点介绍项目所使用的腹泻症候群监测与检测技术。

本书所描述的腹泻症候群监测和检测内容，从表面上看都是一些常见病原体的监测和检验技术，但正是对这些常见病原体进行长期监测、持续深入探究，才能大幅度提高我国传染病的鉴别、防控能力和科研水平，也才可能进一步发现全新或出现变异变迁的严重危害人类健康的病原体。与发达国家相比，以往我国缺乏腹泻症候群相关常见病原体的长期、翔实的监测资料，才使得我国在传染病防控和研究等多个方面处于落后地位。编写本书的宗旨不仅是为广大读者提供一本专业参考书，更期望能指导全国传染病相关预防控制、检验和临床医疗工作者利用此监测和检测技术方案，对腹泻症候群病原体进行长期、系统地监测，使我国掌握不同地区、不同时间真正的病原谱状况和变化规律。

疾病的发生首先表现为一类症状或症候群，然后再进一步探究病因，做出诊断。为更好地掌握腹泻相关传染病的科学规律，实现防控"关口前移"，本书以腹泻症候群监测和检测作为核心，描述了引起腹泻常见病原体的监测、检测程序和方法，深入浅出。尽管已有许多相关监测和检测的参考书，但迄今尚无一本书从症候群的角度，系统地描述腹泻症候群细菌、病毒和寄生虫常见病原体的检测方法，而本书正好做到了这一点，有助于微生物学、传染病学和流行病学等领域的研究人员及检验技术人员更容易理解和掌握相关知识的关联性。在结构上，本书首先总体介绍了腹泻症候群的概念及其病原学监测设计，并用一定篇幅介绍了与症候群病原学监测密切相关的标本库与菌（毒）株库建设管理方案；随后分细菌、病毒、寄生虫三大部分，各个病原体独立为一章，介绍了其基本病原学、致病性特征与检测技术方法。希望这种结构编排可以作为实验室检测桌旁工具书，方便读者查询使用。

当然，在"传染病监测技术平台"项目前期的实践中，我们也发现了腹泻症候群部分监测与检测技术存在的不足和缺陷，但通过7年不断检验、论证与完善，我们认为本书涉及的相关技术对我国目前的腹泻症候群监测和检测来说是比较适用的。随着时间的推移，监测病种不断增加以及监测范围不断扩大，可以预料，本书仍然可保持其长期的实用性。我们对本书的各位编者表达最真诚的谢意，也希望广大读者对本书的不妥之处不吝赐教和指正。

景怀琦　黄留玉
2014 年 12 月

目 录

第三部分　腹泻症候群主要病毒病原体检测技术

第四部分　腹泻症候群主要寄生虫检测技术

第一部分

腹泻症候群病原学监测

第一章　传染病监测技术平台介绍

在"十一五"和"十二五"期间，我国实施了"艾滋病和病毒性肝炎等重大传染病防治"科技重大专项。在"艾滋病和病毒性肝炎等重大传染病防治"科技重大专项设计之初，重大专项的技术总师侯云德院士设计在专项中设立若干能力建设平台，其中"传染病监测技术平台"就是能力建设中的平台之一。在原卫生部传染病防治重大专项实施管理办公室的支持下，侯云德院士指导专家组设计了"传染病监测技术平台"项目研究框架，在中国疾病预防控制中心杨维中副主任牵头组织下，编制了"发热呼吸道、腹泻、发热伴出疹、发热伴出血和脑炎脑膜炎五大症候群病原谱及其变异变迁规律研究项目书"。该项目得到批准后，原卫生部传染病防治重大专项实施管理办公室委托杨维中副主任作为"传染病监测技术平台"项目的总牵头人，联合卫生、科研、教育、农业、军队等多个行业和机构的 12 家核心实验室、79 家区域监测实验室和 290 家监测哨点医疗机构，建立覆盖我国不同区域、不同层级的国家传染病症候群监测研究与检测实验室网络，实施发热呼吸道、腹泻、发热伴出疹、发热伴出血和脑炎脑膜炎五大症候群病原谱及其变异变迁规律的研究。

为保障项目的实施质量，项目组在项目设计书的框架下，研究制定了统一的五大症候群监测研究方案与病原体检测技术操作规范。在项目实施的 7 年中，项目组对监测研究方案和检测操作技术规范进行了不断的修改、完善，先后形成了 2009 年版和 2012 年版技术方案。在此基础上，项目组集中全体专家，结合实践经验和学科进展，对 2012 年版的方案做了全面的补充和更新，编写了《传染病症候群监测与检测技术丛书》。为使读者更好地了解本丛书，现将"传染病监测技术平台"的基本情况介绍如下。

一、项目概况

（一）目标和主要任务

联合地方和军队的疾控、医疗、科研院校等单位，建立覆盖全国的传染病症候群监测实验室网络；揭示我国不同地区发热呼吸道、腹泻、发热伴出疹、发热伴出血以及脑炎脑膜炎五大症候群的病原谱并开展其变异变迁规律研究，为提高新发、突发传染病的检测能力积累经验、提供基础。

（二）总体技术路线

按照项目设计书，建立覆盖全国的传染病症候群监测网络，制定并实施统一的技术方案和运行机制；规范地开展发热呼吸道、腹泻、发热伴出疹、发热伴出血以及脑炎脑膜炎等五大症候群病例的发现、信息收集、标本采集和病原学检测研究，建立病例和标本信息库、标本生物资源库、菌（毒、虫）株库；建立可以实时收集、传送、共享和分析的信息管理系统；建立相应的盲样考核和监督检查等质量管理体系；通过对长期、系统、大样本监测数据的综合分析，掌握主要症候群病原谱的构成及其变化规律，探索重要病原体的变异变迁规律，不断提高及时发现、识别新发、突发传染病病原体和预测预警的能力。项目的总体技术路线见图1-1-1。

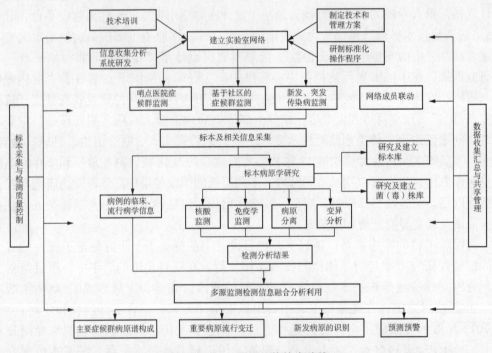

图1-1-1　项目总体技术路线

（三）项目单位分布

该项目由中国疾病预防控制中心牵头，联合卫生、科研、教育、农业、军队等多个行业和机构的实验室，建立不同层级的覆盖我国不同区域的国家传染病监测实验室网络。"十二五"期间，该项目分为12个课题，由国内传染病领域的12家核心实验室、79家区域监测实验室和290家哨点医院共同组织实施。项目实验室网络组织架构和哨点医院分布见图1-1-2。

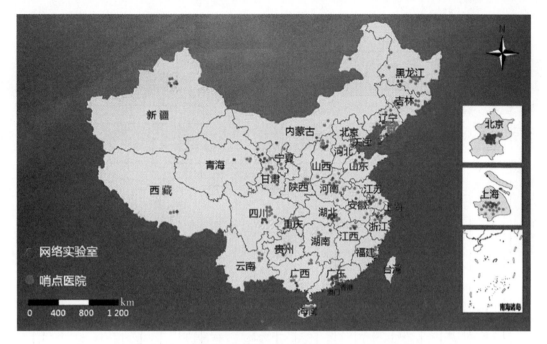

图 1 - 1 - 2　项目实验室网络组织架构和哨点医院分布

二、组织实施

（一）组织管理框架的建立

项目采取分级管理的方式，项目总负责人负责整个项目的总体协调和全面管理，各监测研究和检测实验室按任务合同书的要求完成各自承担的研究任务；设立项目管理执行办公室，负责项目的日常协调与管理。项目的组织管理框架见图 1 - 1 - 3。

（二）研究技术与管理方案的制定

为有效指导项目研究的有序开展，2008 年 12 月 24 日，原卫生部传染病防治重大专项实施管理办公室在北京组织召开了"传染病监测技术平台"项目工作会，安排部署了项目的各项管理和技术方案的编写工作。2009 年 1—2 月，该项目组的项目各承担单位多次召开了管理和技术方案编写会议。各方案编写小组组织相关领域专家，经过反复研讨与完善，完成了各项管理和技术方案的编写。2009 年 12 月 14 日，原卫生部传染病防治重大专项实施管理办公室正式印发了 2009 年版的项目 14 个管理和技术方案，包括发热呼吸道、腹泻、发热伴出疹、发热伴出血和脑炎脑膜炎等五类症候群监测研究，新发、突发病原研究，病原体变异研究，人兽共患病病原谱研究，传染病症候群监测及多源监测信息融合分析技术研究，标本库和菌（毒）种库建设，实验室质量控制，信息管理系统设计等技术方案以及项目管理办法。各症候群监测和变异变迁技术方案及牵头单位见表 1 - 1 - 1。

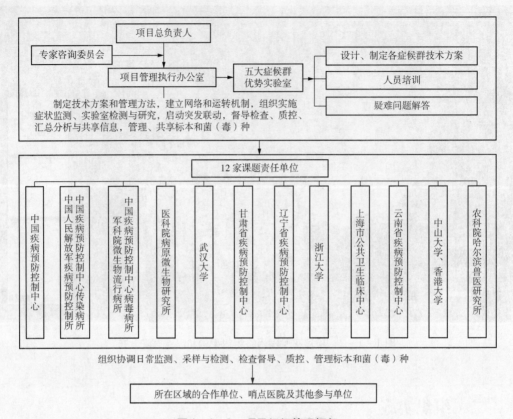

图 1-1-3 项目组织管理框架

注：军科院：中国人民解放军军事医学科学院；医科院：中国医学科学院；农科院：中国农业科学院。

表 1-1-1 五大症候群和变异变迁技术方案及牵头单位

技 术 方 案	牵 头 单 位
发热呼吸道症候群	中山大学
腹泻症候群	中国疾病预防控制中心传染病预防控制所
发热伴出疹症候群	中国疾病预防控制中心病毒病预防控制所
发热伴出血症候群	军事医学科学院微生物流行病研究所
脑炎脑膜炎症候群	武汉大学
传染病症候群病原体变异变迁研究	上海市公共卫生临床中心

"十二五"期间，监测研究病原共 90 余种（涵盖了近 30 种法定报告传染病、60 多种非法定报告传染病以及不明原因/新发疾病），监测的病原体种类见表 1-1-2。此外，对其中 12 种重点病原开展了变异变迁研究，制定了研究方案和明确了分工。各重点病原变异变迁研究牵头单位和协作单位见表 1-1-3。

表 1 - 1 - 2 各症候群开展监测的病原体种类

症候群	检测病原体		
	病　毒	细　菌	其　他
发热呼吸道	必检病原：流感病毒、呼吸道合胞病毒、腺病毒、副流感病毒、偏肺病毒、冠状病毒、博卡病毒、鼻病毒 扩展检测病原：中东呼吸综合征新型冠状病毒	必检病原：金黄色葡萄球菌、肺炎克雷伯菌、A 组乙型链球菌、铜绿假单胞菌、流感嗜血杆菌、肺炎链球菌、军团菌 扩展检测病原：结核分枝杆菌、卡他莫拉汉菌、鲍曼不动杆菌	必检病原：肺炎支原体、肺炎衣原体
腹泻	必检病原：轮状病毒、肠道腺病毒、诺如病毒、札如病毒、星状病毒	必检病原：致泻大肠杆菌、非伤寒沙门菌、志贺菌、弯曲菌、小肠结肠炎耶尔森菌、假结核耶尔森菌、霍乱弧菌、副溶血弧菌、嗜水气邻单胞菌、类志贺邻单胞菌、副溶血弧菌、拟态弧菌、河弧菌	必检病原：阿米巴、蓝氏贾第鞭毛虫、隐孢子虫
发热伴出疹	必检病原：肠道病毒、麻疹病毒、风疹病毒、水痘 - 带状疱疹病毒、登革病毒、人类小 DNA 病毒 B19、EB 病毒、单纯疱疹病毒 6 型	必检病原：伤寒沙门菌、副伤寒沙门菌、链球菌	必检病原：伯氏疏螺旋体、立克次体
发热伴出血	必检病原：汉坦病毒、登革病毒、新疆出血热病毒、新布尼亚病毒 扩展检测病原：埃博拉出血热病毒	必检病原：鼠疫菌、猪链球菌	必检病原：钩端螺旋体、立克次体、无形体、埃立克体
脑炎脑膜炎	必检病原：乙脑、腮腺炎、肠道病毒、单纯疱疹、脊髓灰质炎病毒 扩展检测病原：麻疹病毒、呼吸道合胞病毒、西尼罗病毒、蜱传脑炎病毒	必检病原：脑膜炎奈瑟菌、b 型流感嗜血杆菌、金黄色葡萄球菌、肺炎链球菌、猪链球菌、大肠杆菌、B 族链球菌 扩展检测病原：单增李斯特菌	必检病原：恶性疟原虫、弓形虫、带绦虫、新型隐球菌 扩展检测病原：肺吸虫、并殖吸虫、旋毛虫、广州管圆线虫、裂头蚴

表1-1-3 12种重点病原变异变迁研究牵头单位和协作单位

病原体名称	牵头单位	参研单位
腺病毒	中国CDC病毒病所	军科院微生物所、医科院病原所、甘肃省CDC、辽宁省CDC、上海公卫中心、云南省CDC、中山大学
非伤寒沙门菌	中国CDC传染病所	解放军疾控所、甘肃省CDC、辽宁省CDC、浙江大学、上海公卫中心、云南省CDC
新布尼亚病毒	军科院微生物所	辽宁省CDC
志贺菌	解放军疾控所	中国CDC传染病所、甘肃省CDC、辽宁省CDC、上海公卫中心、浙江大学
冠状病毒	医科院病原所	中国CDC病毒病所、甘肃省CDC、辽宁省CDC、上海公卫中心、云南省CDC、中山大学
呼吸道合胞病毒	武汉大学	中国CDC病毒病所、军科院微生物所、甘肃省CDC、辽宁省CDC、上海公卫中心、中山大学
布鲁氏杆菌	辽宁省CDC	中国CDC传染病所、甘肃省CDC
致病性弧菌	浙江大学	中国CDC传染病所、解放军疾控所、辽宁省CDC、上海公卫中心、云南省CDC
鼻病毒	上海公卫中心	中国CDC病毒病所、医科院病原所、辽宁省CDC、中山大学
金黄色葡萄球菌	云南省CDC	中国CDC传染病所、武汉大学、中山大学
博卡病毒	中山大学	中国CDC病毒病所、军科院微生物所、医科院病原所、辽宁省CDC、上海公卫中心、云南省CDC
隐孢子虫	中国CDC寄生虫病所	中国CDC传染病所、解放军疾控所、辽宁省CDC、浙江大学、上海公卫中心、云南省CDC、甘肃省CDC

注：CDC：疾病预防控制中心；上海公卫中心：上海市公共卫生临床中心；解放军疾控所：中国人民解放军疾病预防控制所。

研究项目实施4年后，根据在研究中发现的问题，又进一步完善了各症候群监测研究方案，优化了采样策略，提高监测的代表性和科学性。项目组于2013年对发热呼吸道、腹泻和发热伴出疹症候群方案中的采样对象、采样频次、采样时间、样本类型等内容进行进一步规范调整，于2014年1月1日开始实施调整后的新方案。

（三）五大症候群的监测与分析

该项目自 2009 年以来持续、稳定地开展五大症候群病原学监测研究。根据项目组各单位通过"传染病监测技术平台信息管理系统 V2.0"录入的数据，截至 2014 年 12 月，各单位共完成各类症候群 339 063 病例的个案信息及其 412 726 份标本的采集和录入，其中发热呼吸道症候群标本 194 611 份，腹泻症候群标本 113 586 份，发热伴出疹症候群标本 65 490 份，发热伴出血症候群标本 12 543 份以及脑炎脑膜炎症候群标本 26 502份。项目完整收集了标本来源病例的人口学信息、临床症状、样本和检测结果等信息。对各个症候群的所有个案调查、标本背景资料及实验室检测结果全部通过纸质材料与电子文档进行完整记录，并将相关信息录入项目信息系统。

（四）病原体变异变迁和重点病原体的深入研究

项目组先后制定和发布了 2010 年版和 2012 年版"传染病症候群病原体变异研究方案"，并在广泛征求传染病病原学、流行病学等相关领域专家和各参研单位的意见后，最终形成了"重点传染病病原深入研究实施方案"。目前，课题各单位已开展了沙门菌、麻疹、风疹、腮腺炎、EV71 等病原体的分子分型、基因变异和菌群变迁的检测与分析，初步获得监测地区内重点检测病原的分子、基因特征及流行病学特征，并探索细胞免疫与手足口病疾病进程关系，为疾病防控和临床治疗方案的制定提供新的依据。

（五）标本库与菌（毒）株库的建设与完善

根据项目组制定的"标本库和菌（毒）株库建设和管理方案"，课题各单位购置了建设标本库与菌（毒）株库所需的低温冰箱、温度监控设备、标本菌株容器等，将收集的标本与检测分离到的菌（毒）株作为长期资源保存下来，并可共享于相关的其他工作任务与科学研究。随着症候群监测研究的推进，项目组已建立起较具规模的标本库与菌（毒）株库实体，并将相关信息录入项目信息管理系统。截至 2014 年 12 月，项目各单位在检测结果为阳性的 110 028 例病例标本中，共分离到菌株 13 127 株，毒株 4 150株，阳性病例中菌、毒株分离比例为 15.83 %。项目各网络实验室根据统一的方案，建立了包括近 41.3 万份样本、近 1.8 万株菌（毒）株的标本库与菌（毒）株库。

（六）信息系统的研发与升级

为实现"传染病监测技术平台"项目研究相关资料和数据与信息的整合、共享与利用，满足项目信息电子化、网络化管理的需要，根据研究任务的要求，项目组研发了"传染病监测技术平台信息管理系统"，包括五大症候群监测研究、病原体变异研究、样本与菌（毒）株库管理、环境标本禽流感病毒监测、症状监测与预警等子系统，并不断改进升级，目前已升级至 2.0 版（见图 1 - 1 - 4）。

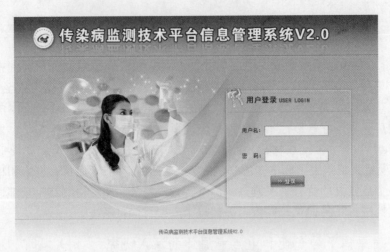

图1-1-4　项目信息管理系统

（七）质量控制体系的建立与完善

针对项目监测研究质量控制的需要，项目组建立了完整的质控方案，对网络实验室监测研究的整个过程进行有效的质量管理。为了解各网络实验室五大症候群相关病原体的检测能力与质量，项目组在"十一五"和"十二五"期间分别组织各责任单位开展五大症候群病原体盲样考核工作。2013年，项目组研究建立了监测数据质量评价指标，每个季度定期向各单位通报监测研究质量和存在的问题。各责任单位还共同研究制订了五大症候群双份血清采样和检测计划，开展了不同病原的急性期、恢复期的血清样本采集与检测工作以及实验室检测试剂现况调查。为了解项目各项研究工作的执行进展情况，总结推广各单位成功经验，及时了解项目实施中存在的主要问题并商讨解决方案，"十一五"和"十二五"期间，项目组对大部分参研单位开展了现场督导调研工作，对项目的管理与实施起到了积极的推动作用。

三、项目初步成效

通过传染病监测技术平台项目"十一五"和"十二五"的实施，项目组构建了跨区域、跨系统的以传染病五类症候群为切入点的多病原传染病监测网络，形成了可以共享的症候群监测研究技术平台、资源平台、人才平台、信息平台，建立了研究与应用紧密结合的传染病五大症候群监测国家协同创新体系。网络所覆盖的12家核心实验室、79家区域网络实验室和290家哨点医院的监测、检测分析等研究能力都有了显著的提升。

通过该项目的实施，初步揭示了我国传染病五大症候群的病原谱和流行变化规律；参与发现或确定了新发、突发传染病病原，如甲型H1N1流感病毒、H7N9禽流感病毒、新疆输入性脊髓灰质炎病毒、甘肃鼠疫病原等；在重点病原体的变异变迁规律研究上取得一系列成果，如腺病毒55型、麻疹D8基因型、成人腹泻病原体的变异变迁等；培养和稳定了一支技术水平强的病原体监测、检测队伍。项目团队曾获"十一五"国家科技计划执行优秀团队奖（见图1-1-5），参与的"我国首次对甲型H1N1流感大流行有效防控及集成创新性研究"获得2014年国家科技进步一等奖。

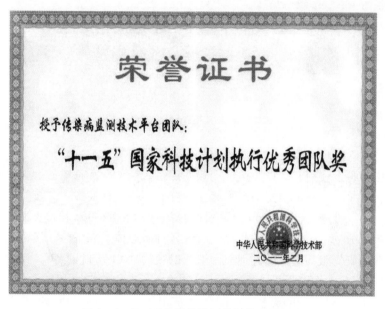

图1-1-5 国家科技计划执行优秀团队奖

该项目通过"十一五"和"十二五"期间的研究，已取得了一系列成果。项目将在持续开展五大症候群病原谱监测研究，阐明其流行规律的基础上，进一步完善和深化研究，加强对重点病原变异变迁的监测研究、快速发现以及溯源等总体能力的建设，使其接近或达到国际领先水平；同时充分联动相关项目的研究成果，促进上游项目的成果转换与应用，探索建立长效运行机制，最终将传染病监测技术平台的研究内容转化为国家疾病预防控制与应急的常规工作任务。

（杨维中　李中杰　赖圣杰）

第二章 腹泻症候群概述

第一节 腹泻的基本概念

腹泻是由多种因素引起的以肠道运动频率加快、粪便含水量增加为主要临床表现的一组临床症状的总称，其本质是一个临床症候群而不是一种疾病[1]。按照病程长短，腹泻可分为 3 类：急性腹泻（<14 d）、顽固性腹泻（14～28 d）和慢性腹泻（>28 d）。按照病因，则可分为两类：感染性腹泻病——各种病原体，如细菌、病毒、寄生虫等导致的腹泻；非感染性腹泻病——其他原因造成的腹泻，如生理性腹泻、饮食性腹泻、过敏性腹泻、药物/化学性腹泻等[2,3]。

目前，对于"腹泻"的概念，在国际上常出现"腹泻病（diarrheal diseases）"[1]、"急性腹泻（acute diarrheal illness，ADI）"[4]、"急性胃肠炎（acute gastroenteritis，AGE）"[5]、"感染性肠道疾病（infectious intestinal diseases，IID）"[6]、"中度–重度腹泻病（mild-severe diarrhea，MSD）"[7]等一些概念和术语，不同的研究者采用了不同灵敏度和特异度的病例定义来描述"腹泻"这一临床症候。常见的病例定义及其差异详见表 1 - 2 - 1。

表 1 - 2 - 1 国际上常见的腹泻病病例定义

来　源	病 例 定 义
WHO 腹泻疾病负担研究中对于腹泻的定义	D≥3 次/24 小时或 V，并排除其他慢性病（UC、DC、IBS、肠癌）或非感染性疾病（妊娠呕吐、食物过敏、饮酒、药物等）
WHO 腹泻监测应用的定义	D≥3 次/24 小时，并伴有大便性状改变（稀便、水样便、黏液便），或便中带血者
WHO 对 MSD 的定义	D≥3 次/24 小时或 V，且同时具有脱水、静脉补液、收治入院、便中带血等指征者
英国对 IID 的定义	D 或者 V≥2 次/24 小时或者呕吐并伴有发热、腹痛和活动受限等，无其他已知的非感染性因素者

续表 1-2-1

来　源	病 例 定 义
美国 Foodnet 对腹泻的定义	D≥3 次/24 小时，并持续 1 d 以上或影响到正常活动（工作和学习）
澳大利亚 OzFoodNet 对腹泻的定义	D≥3 次/24 小时或 V≥2 次/24 小时；如伴有呼吸道症状，D≥4 次/24 小时或 V≥3 次/24 小时

注：WHO：世界卫生组织；D：腹泻（即排稀便）；V：呕吐；UC：溃疡性结肠炎；DC：克罗恩氏病；IBS：肠易激综合征；MSD：中度-重度腹泻病（mild-severe diarrhea）；IID：感染性肠道疾病。

通常，在制定病例定义时，研究者需要综合考虑以下 7 方面的因素：①24 h 内排便的次数；②大便的性状（稀便、水样便、黏液便、血便等）；③是否伴有呕吐、发热、腹痛、上呼吸道症状等；④病程（急性腹泻、顽固性腹泻和慢性腹泻）；⑤腹泻的严重程度，如脱水等级、活动受限程度、是否住院等；⑥新发腹泻的判定标准，例如，世界卫生组织将间隔 3 d 以上没有腹泻症状作为另一次新发腹泻的判定标准；⑦是否需要排除非感染性疾病导致的腹泻，如肠癌、肠易激综合征、克罗恩氏病、溃疡性结肠炎、囊性纤维化、胃切除术，以及因药物、饮酒、食物或妊娠导致的呕吐和腹泻等[8]。

世界卫生组织（World Health Organization，WHO）国际肠道病协作研究组织（the International Collaboration on Enteric Disease 'Burden of Illness' Studies）推荐使用以下标准的病例定义[4]来开展腹泻病疾病负担研究：24 h 内排稀便≥3 次或呕吐≥1 次，并排除以腹泻为症状的其他慢性病（UC、DC、IBS、癌症、囊性纤维化）和具有明确原因的非感染性腹泻（妊娠呕吐、食物过敏、饮酒、药物）等。我国曾开展的腹泻病疾病负担研究绝大部分使用该定义。

腹泻症状通常为自限性的，但在霍乱、细菌性痢疾、出血性大肠埃希菌感染、轮状病毒感染等严重的感染性腹泻中，腹泻患者会由于脱水、电解质失调、病原体毒素作用等在短时间内死亡。而一些腹泻患者虽然不会发生死亡，但也会出现一些严重的并发症。例如，空肠弯曲菌感染者发生格林巴利综合征、心肌炎[9]，小肠结肠炎耶尔森菌感染后发生反应性关节炎、结节性红斑和心肌炎等[10]，主要体现为机体的自身免疫综合征。这些并发症在腹泻病例中发生的概率很低，但是症状严重、迁延不愈，对患者预后影响很大。此外，腹泻病还与儿童生长迟缓（growth stunting）有着显著的联系，随着腹泻次数和腹泻时间的增加，儿童发生生长迟缓的危险也随之增加，2 岁之前，约 25% 的儿童生长迟缓可归因于腹泻[11]。

参考文献

[1] MAJOWICZ S, HALL G, SCALLAN E, et al. A common, symptom-based case definition for gastroenteritis[J]. Epidemiology and Infection, 2008, 136(7): 886-894.

[2] THAPAR N, SANDERSON I R. Diarrhoea in children: an interface between develo-

ping and developed countries[J]. Lancet, 2004, 363(9409): 641 – 653.

[3] KAISER L, SURAWICZ C M. Infectious causes of chronic diarrhoea[J]. Best Practice & Research Clinical Gastroenterology, 2012, 26(5): 563 – 571.

[4] JONES T F, MCMILLIAN M B, SCALLAN E, et al. A population-based estimate of the substantial burden of diarrhoeal disease in the United States: FoodNet, 1996 – 2003[J]. Epidemiology and Infection, 2007, 135(2): 293 – 301.

[5] HALL A J, ROSENTHAL M, GREGORICUS N, et al. Incidence of acute gastroenteritis and role of norovirus, Georgia, USA, 2004 – 2005[J]. Emerging Infectious Diseases, 2011, 17(8): 1381 – 1388.

[6] SETHI D, WHEELER J G, COWDEN J M, et al. A study of infectious intestinal disease in England: plan and methods of data collection[J]. Communicable Disease and Public Health / PHLS, 1999, 2(2): 101 – 107.

[7] KOTLOFF K L, NATARO J P, BLACKWELDER W C, et al. Burden and aetiology of diarrhoeal disease in infants and young children in developing countries (the Global Enteric Multicenter Study, GEMS): a prospective, case-control study [J]. Lancet, 2013, 382 (9888): 209 – 222.

[8] GIDUDU J, SACK D A, PINA M, et al. Diarrhea: case definition and guidelines for collection, analysis, and presentation of immunization safety data[J]. Vaccine, 2011, 29(5): 1053 – 1071.

[9] POROPATICH K O, WALKER C L F, BLACK R E. Quantifying the association between *Campylobacter* infection and Guillain-Barré syndrome: a systematic review[J]. Journal of Health, Population, and Nutrition, 2010, 28(6): 545 – 552.

[10] BOTTONE, E J. *Yersinia enterocolitica*: the charisma continues[J]. Clinical Microbiology Reviews, 1997, 10(2): 257 – 276.

[11] CHECKLEY W, BUCKLEY G, GILMAN R H, et al. Multi-country analysis of the effects of diarrhoea on childhood stunting[J]. International Journal of Epidemiology, 2008, 37 (4): 816 – 830.

（赖圣杰　余建兴　王鑫　李中杰）

第二节　腹泻的罹患特征

　　腹泻，尤其是感染性腹泻，是随着近几十年食品安全问题的凸显而倍受国际关注的一个重点公共卫生问题，25%～32%的腹泻是经由食物途径传播的[1]。腹泻居全球 5 岁以下儿童死亡原因的第 3 位（仅次于早产并发症和肺炎）[2]，WHO 估计，全球 5 岁以下儿童每年将发生腹泻病 17.31 亿人次，死亡 70 万人，其中，53%的病例和 74%的死亡发生在中国等 15 个负担较重的国家[3]。

　　国内外研究结果显示，腹泻患者中只有不到 1/3 的人会主动选择到医疗机构去就诊，未到医疗机构就诊的病例将很难被公共卫生监测系统发现[4]。而选择到医疗机构就诊的患者中，临床医生通常很少要求患者提供粪便标本，较少会检测病例粪便标本中的病原体，鉴别诊断是否感染性腹泻，并做出明确的病原学诊断[5,6]。且腹泻是一个特异性很小的临床症候，临床检验较难做出明确诊断，腹泻很难获得确定的病原体诊断[7]。即便少数患者得到了明确的病因学诊断，其中一部分病例也很可能未上报给公共卫生监测部门[8]。因此，腹泻疾病在很多国家和地区处于被低估或被忽视的状况[9]，未得到公共卫生部门的足够重视。

　　而在我国，这种情况也很明显，目前没有文献明确报道腹泻患者的就诊率，一般来说儿童腹泻的就诊率明显高于成人的就诊率。而在就诊的腹泻病例中，主要通过便常规等临床检验指标来进行诊断，部分会进行志贺菌、轮状病毒等少数病原体的检验，但总体上缺乏对腹泻病例病因学的判断。因此，目前对我国人群的腹泻罹患情况，主要依靠一些阶段性进行的主动监测调查。

一、发病率估计

　　1988 年，我国在 21 个省、自治区、直辖市开展了大规模腹泻病防治现况调查，估计腹泻病发病率为 0.7 次/人年；2007—2011 年，广东、河南、浙江、四川、吉林、甘肃、广西等省区各自陆续开展了一系列小范围横断面调查，其调查方法基本类似，即每年在不同月份组织 2～4 次入户调查，收集人群中腹泻病的 2 周患病率资料。结果显示，我国各省、自治区、直辖市腹泻病估计的发病率在 0.151～0.990 次/人年之间[10-21]。但是由于回忆偏倚等回顾性调查的局限性，这种调查得到的发病率通常被低估。

　　美国基于 FoodNet 监测网开展腹泻病疾病负担研究，研究者分别在 1996 年、1998 年、2000 年和 2002 年连续开展了 4 轮横断面调查[4,22-24]。研究者采用电话随机调查的方式，收集了 10 个监测点普通人群调查前 1 个月的腹泻病患病情况，每月每个监测点完成 150 份问卷，连续调查 12 个月，结果 4 轮调查的发病率依次为 0.61 次/人年，0.54 次/人年，0.60 次/人年和 0.62 次/人年。挪威 1999 年开展的腹泻病疾病负担研究则是使用自填式问卷邮寄调查的方式进行横断面调查，研究者连续开展了 12 个月的调查，每个月完成 250 份问卷，收集人群中腹泻病的 4 周患病率资料，结果估计的腹泻病发病率为 1.2 次/人年[25]。

而对于腹泻病发病率的长期趋势分析，WHO 大约每隔 10 年会对 5 岁以下儿童腹泻病的疾病负担开展一次系统综述。1980—2010 年间的 4 次系统综述结果显示，5 岁以下儿童腹泻病发病率依次为 2.2 次/人年，2.6 次/人年，3.2 次/人年和 2.9 次/人年[26-29]。结果提示，全球腹泻病的年龄别发病率近 10 年才开始出现缓慢下降，但下降趋势并不十分显著。美国在 1996—2002 年和加拿大在 2001—2005 年开展的多轮横断面调查结果显示，腹泻病的发病率年度变化并不显著。

不同年龄的人群中腹泻病的分布也存在着较大的差异。5 岁以下儿童是腹泻病发病率最高的人群，其中又以 6～11 月龄组婴儿发病率最高（2010 年估计为 4.5 次/人年）[26,27]；之后，随着年龄的增长，腹泻病发病率急剧下降，65 岁之后腹泻发病降至最低水平[30]。

腹泻病的发生也具有明显的季节性，不同国家腹泻病的高发季节取决于病原构成中的优势病原以及该国所处的气候带。在温带地区，腹泻病发病通常呈现出双峰模式[31]，细菌性腹泻多在潮湿高温的夏、秋季高发，病毒性腹泻多在干燥寒冷的冬、春季高发[32]，寄生虫性腹泻则全年均可发病；在热带和亚热带地区，腹泻病的季节性特征并不明显。

二、死亡率估计

世界各国腹泻病大部分死亡数据主要还是来源于死因监测系统。例如，美国基于国家死因监测系统估计了急性胃肠炎（AGI）的死亡率[1]，研究者将 2000—2006 年美国死因监测系统中所有直接死因和根本死因编码为急性胃肠炎的相关记录提取出来进行分析，在综合考虑了漏报等因素后估计出 2006 年急性胃肠炎死亡率为 1.5 人/10 万人年[90% UI（即置信区间）：1.2～2.4]；阿根廷也使用了类似的方法将死亡证明书中死因信息提取出来进行分析，结果显示，1999 年 5 岁以下儿童腹泻病（IID）的死亡率估计为 7.7 人/10 万人年。我国有关腹泻病死亡的估计数十分稀缺且数据不太完整。例如，2008 年全国第三次死因回顾抽样调查报告结果显示[33]，伤寒/副伤寒、痢疾以及肠道其他细菌性传染病的死亡率合计为 1.13 人/10 万人年，该结果仅对细菌性病原体进行了估计，没有考虑到病毒和寄生虫导致的死亡。全球腹泻病死亡率的数据主要来源于WHO 开展的全球疾病负担估计研究[34]，2010 评估报告指出，腹泻死亡占全死因死亡的比例约为 2.7%，居死因顺位的第 7 位，每年全球约有 145 万人因腹泻病死亡，死亡率20.9 人/10 万人年（95% UI：18.5～23.3），绝大多数死亡主要还是来自于发展中国家，发达国家腹泻病死亡相对较少（美国死亡率 1.5 人/10 万人年）。

从人群分布来看，在发达国家，绝大多数腹泻病死亡发生在 65 岁以上老年人群[35]，而发展中国家则主要在 2 岁以下儿童，以 0～11 月龄死亡率最高[3]。由 WHO和美国估计的腹泻病死亡的年龄别分布可以大致看出，腹泻病死亡在发达国家和发展中国家是两者截然相反的模式（由于全球腹泻死亡主要来自于发展中国家，此处以 WHO全球数据代替发展中国家数据进行展示），从长期趋势来看，腹泻病年龄别死亡总体呈现出显著下降的趋势，WHO 在 1980—2010 年开展的 4 次系统综述显示，近 30 年间，5 岁以下儿童腹泻病的死亡率分别为 13.6‰，5.6‰，4.9‰和 1.1‰，每年在以 4%的速度降低[3,27-29]。

三、病死率估计

腹泻病通常情况下是一个自限性疾病，成人病例发生死亡的概率极低，死亡绝大多数发生在 5 岁以下儿童。据 WHO 估计，5 岁以下儿童中，2%的腹泻病例将会发展成为重症病例，重症腹泻的病死率约为 2%[3]。1980 年、1990 年和 2000 年间，WHO 开展的系统综述指出，5 岁以下儿童腹泻病的病死率（包括轻症病例）依次为 0.6%，0.3%和 0.15%[27-29]。2007—2011 年，WHO 在亚洲、非洲 7 个国家开展了前瞻性的巢式病例对照研究，研究者对 9 439 例中度-重度腹泻病例（MSD）在发病后前瞻性观察随访了 60 天，结果 5 岁以下儿童 MSD 的病死率为 2%，55%的死亡是在医疗机构之外发生的，这部分死亡病例将很难被常规监测系统所发现[36]。

四、住院率

腹泻病通常只有中度-重症病例才需要收治入院。挪威 1999 年开展的横断面调查研究发现，17%的腹泻病患者发病后会到医疗机构就诊，4%的患者会被收治入院[25]；美国 1996—2003 年间开展的 4 轮横断面调查研究结果显示，腹泻病患者的就诊率为 19.5%，住院率为 1.9%[4]；我国浙江省开展的横断面调查结果显示，腹泻病患者的就诊率为 33.26%，住院率为 0.61%[21]，而广西壮族自治区开展的横断面调查研究显示，腹泻病患者的就诊率为 28.05%，住院率为 2.04%[11]。

五、病程

英国 1993—1996 年开展的 IID 纵向研究结果显示，社区病例腹泻症状的持续时间为 2 d（中位数），儿童病例腹泻持续时间比成人长，细菌性腹泻持续时间比病毒性腹泻长，门诊病例持续时间比社区病例长[37]；美国 1996—2003 年间开展的 4 轮横断面调查研究结果显示，腹泻病（ADI）患者病程的中位数为 2 d（均数为 3 d）[4]；加拿大 2001 年开展的横断面调查结果显示，急性胃肠炎（AGE）患者病程的中位数为 2 d（均数为 4.23 d)[38]。

感染性腹泻发病率如按照腹泻病的食源性比例 25%～32%[1,4]的值来估计，全国每年将有 0.98～1.41 亿人次腹泻病是经由食物途径进行传播的。

参考文献

[1] SCALLAN E, GRIFFIN P M, ANGULO F J, et al. Foodborne illness acquired in the

United States—unspecified agents[J]. Emerging Infectious Diseases, 2011, 17(1): 16 – 22.

[2] BLACK R E, COUSENS S, JOHNSON H L, et al. Global, regional, and national causes of child mortality in 2008: a systematic analysis[J]. Lancet, 2010, 375(9730): 1969 – 1987.

[3] WALKER C L F, RUDAN I, LIU L, et al. Global burden of childhood pneumonia and diarrhoea[J]. Lancet, 2013, 381(9875): 1405 – 1416.

[4] JONES T F, MCMILLIAN M B, SCALLAN E, et al. A population-based estimate of the substantial burden of diarrhoeal disease in the United States: FoodNet, 1996 – 2003[J]. Epidemiology and Infection, 2007, 135(2): 293 – 301.

[5] JONES J L, LOPEZ A, WAHLQUIST S P, et al. Survey of clinical laboratory practices for parasitic diseases[J]. Clinical Infectious Diseases, 2004, 38(Suppl 3): S198 – S202.

[6] VOETSCH A C, ANGULO F J, RABATSKY-EHR T, et al. Laboratory practices for stool-specimen culture for bacterial pathogens, including *Escherichia coli* O157: H7, in the Food-Net sites, 1995 – 2000[J]. Clinical Infectious Diseases, 2004, 38(Suppl 3): S190 – S197.

[7] AMAR C, EAST C, GRAY J, et al. Detection by PCR of eight groups of enteric pathogens in 4627 faecal samples: re-examination of the English case-control Infectious Intestinal Disease Study (1993 – 1996)[J]. European Journal of Clinical Microbiology & Infectious Diseases, 2007, 26(5): 311 – 323.

[8] KONOWITZ P M, PETROSSIAN G A, ROSE D N. The underreporting of disease and physicians' knowledge of reporting requirements[J]. Public Health Reports, 1984, 99 (1): 31 – 35.

[9] WHEELER J G, SETHI D, COWDEN J M, et al. Study of infectious intestinal disease in England: rates in the community, presenting to general practice, and reported to national surveillance. The Infectious Intestinal Disease Study Executive[J]. BMJ, 1999, 318 (7190): 1046 – 1050.

[10] 于卫力. 全国部分地区腹泻病防治现状调查[J]. 中华流行病学杂志, 1989, 10(5): 257 – 260.

[11] 林玫, 董柏青, 梁大斌, 等. 广西感染性腹泻发病及疾病负担分析[J]. 中国公共卫生, 2009(3): 346 – 348.

[12] 孙昼, 邓晶, 谢立, 等. 杭州市城乡社区人群腹泻病发病及就诊情况调查[J]. 浙江预防医学, 2012(3): 4 – 6.

[13] 王勋, 张衍燊, 张留伟, 等. 淮河流域农村居民感染性腹泻流行情况及影响因素[J]. 环境与健康杂志, 2010(12): 1059 – 1062.

[14] 李孟磊, 黄丽莉, 聂轶飞, 等. 河南省农村社区级腹泻病及细菌性痢疾发病率调查分析[J]. 现代预防医学, 2013, 40(4): 750 – 752.

[15] 章荣华, 陈江, 张荷香, 等. 浙江省杭嘉湖地区自报性急性胃肠炎负担研究[J]. 疾病监测, 2012(4): 311 – 315.

[16] 李晓辉, 王瑶, 刘艳, 等. 成都市居民腹泻病流行特征及就医现状调查[J]. 职

业卫生与病伤，2012(4)：220－222.

[17] 林云，王金荣，富小飞，等. 嘉兴市社区人群腹泻病疾病负担调查[J]. 中国公共卫生管理，2013(2)：158－160.

[18] 张静，刘民. 广东、河南、甘肃三省12县区腹泻病例就诊模式调查[J]. 中华流行病学杂志，2008，29(10)：989－993.

[20] 李肖红，段晶晶，陈彦哲，等. 郑州市腹泻病流行病学特征和就诊流向调查[J]. 现代预防医学，2011(1)：8－10.

[21] 柴程良，吕华坤，余昭，等. 浙江省人群腹泻病经济负担研究[J]. 中华流行病学杂志，2009，30(10)：1005－1009.

[22] MAJOWICZ S, HALL G, SCALLAN E, et al. A common, symptom-based case definition for gastroenteritis[J]. Epidemiology and Infection, 2008, 136(7)：886－894.

[23] HERIKSTAD H, YANG S, VAN GILDER T, et al. A population-based estimate of the burden of diarrhoeal illness in the United States：FoodNet, 1996－1997[J]. Epidemiology and Infection, 2002, 129(1)：9－17.

[24] SCALLAN E, HOEKSTRA R M, ANGULO F J, et al. Foodborne illness acquired in the United States—major pathogens[J]. Emerging Infectious Diseases, 2011, 17(1)：7－15.

[25] KUUSI M, AAVITSLAND P, GONDROSEN B, et al. Incidence of gastroenteritis in Norway—a population-based survey[J]. Epidemiology and Infection, 2003, 131(1)：591－597.

[26] FISCHER WALKER C L, PERIN J, ARYEE M J, et al. Diarrhea incidence in low and middle-income countries in 1990 and 2010：a systematic review[J]. BMC Public Health, 2012, 12：220.

[27] KOSEK M, BERN C, GUERRANT R L. The global burden of diarrhoeal disease, as estimated from studies published between 1992 and 2000[J]. Bulletin of the World Health Organization, 2003, 81(3)：197－204.

[28] SNYDER J D, MERSON M H. The magnitude of the global problem of acute diarrhoeal disease：a review of active surveillance data[J]. Bulletin of the World Health Organization, 1982, 60(4)：605－616.

[29] BERN C, MARTINES J, DE ZOYSA I, et al. The magnitude of the global problem of diarrhoeal disease：a ten-year update[J]. Bulletin of the World Health Organization, 1992, 70(6)：705－714.

[30] IMHOFF B, MORSE D, SHIFERAW B, et al. Burden of self-reported acute diarrheal illness in FoodNet surveillance areas, 1998－1999[J]. Clinical Infectious Diseases, 2004, 38(Suppl 3)：S219－S226.

[31] ROY S L, SCALLAN E, BEACH M J. The rate of acute gastrointestinal illness in developed countries[J]. Journal of Water and Health, 2006, 4(Suppl 2)：31－69.

[32] DENNO D M, STAPP J R, BOSTER D R, et al. Etiology of diarrhea in pediatric

outpatient settings[J]. The Pediatric Infectious Disease Journal, 2005, 24(2): 142 – 148.

[33] 陈竺. 全国第三次死因回顾抽样调查报告[M]. 北京：中国协和医科大学出版社, 2008.

[34] LOZANO R, NAGHAVI M, FOREMAN K, et al. Global and regional mortality from 235 causes of death for 20 age groups in 1990 and 2010: a systematic analysis for the Global Burden of Disease Study 2010[J]. Lancet, 2012, 380(9859): 2095 – 2128.

[35] GUERRANT R L, VAN GILDER T, STEINER T S, et al. Practice guidelines for the management of infectious diarrhea [J]. Clinical Infectious Diseases, 2001, 32 (3): 331 – 351.

[36] KOTLOFF K L, NATARO J P, BLACKWELDER W C, et al. Burden and aetiology of diarrhoeal disease in infants and young children in developing countries (the Global Enteric Multicenter Study, GEMS): a prospective, case-control study [J]. Lancet, 2013, 382 (9888): 209 – 222.

[37] IID Study Team. Report of the study of infectious intestinal disease in England[J]. Communicable Disease Report CDR Weekly, 2000, 10(51): 457.

[38] MAJOWICZ S, DORE K, FLINT J, et al. Magnitude and distribution of acute, self-reported gastrointestinal illness in a Canadian community[J]. Epidemiology and Infection, 2004, 132(4): 607 – 617.

（赖圣杰　余建兴　王鑫　李中杰）

第三节　感染性腹泻

感染性因素是导致腹泻病发病的主要原因[1]。WHO 开展的中度－重度腹泻病（MSD）研究中[2]，83% 的腹泻病例中病原体检测阳性。英国开展的感染性肠道病（IID）研究中[3]，75% 的腹泻病例中可以检出任一病原体。

导致腹泻的感染性因素较多，按照微生物学特征可以分为以下 3 类：细菌、病毒和寄生虫。目前病原学研究中，已经明确可以导致人类腹泻的主要常见的病原体，包括霍乱弧菌、志贺菌、致泻性大肠埃希菌、沙门菌、小肠结肠炎耶尔森菌与假结核耶尔森菌、空肠弯曲菌与结肠弯曲菌、副溶血弧菌等其他致病性弧菌、嗜水气单胞菌、类志贺邻单胞菌、艰难梭菌、轮状病毒、诺如病毒、星状病毒、肠道腺病毒、溶组织内阿米巴、蓝氏贾第鞭毛虫、孢子虫等。以上病原体的病原学特征与对人的致病性将在本书后面的章节中详细介绍，此处不再赘述。

除了上述已经明确对人致泻的病原体外，尚有一些与腹泻病密切相关，尤其是对婴幼儿、老年人或免疫低下者致病的条件致病病原体，如肺炎克雷伯菌或产酸克雷伯菌、铜绿假单胞菌、克罗诺菌（阪崎肠杆菌）、博卡病毒、细小双 RNA 病毒、正呼肠孤病毒、环曲病毒、人芽囊原虫、脆弱双核阿米巴等[4-6]。

由于感染性腹泻病原体的多样性，需要明确了解各种病原体对人腹泻的作用，从而判断各个病原体对人群的威胁程度。仅从单个报告的某些病原体在腹泻样本中的检出率，是无法进行病原体构成比的计算和判断的，因此必须进行腹泻症候群病原谱的研究，即在一组病例中，对全部病例的腹泻粪便样本进行上述全部病原体的检测。由于病原谱研究中研究样本量大、病原体检测种类多、技术难度高、工作量大的特点，目前国内系统地开展腹泻病病原谱的研究几乎没有报道，因此我国人群腹泻病原谱构成情况也无从得知。原卫生部从 2005 年起已经开展了 10 年的重点病原体监测研究（霍乱弧菌、志贺菌、沙门菌、小肠结肠炎耶尔森菌、肠出血性大肠埃希菌 O157：H7、轮状病毒），为感染性腹泻的病原体监测研究奠定了基础。从 2009 年开始实施的国家科技重大专项"传染病监测技术平台"项目——腹泻症候群监测是目前在我国开展的较大规模的病原谱研究，随着研究的深入开展，我国具有区域性和人群代表性的病原谱必将能够得到科学系统的揭示。

国内外开展的腹泻病病原谱研究中，2007—2011 年，WHO 在撒哈拉以南非洲地区和南亚的 7 个发展中国家（冈比亚、马里共和国、莫桑比克、肯尼亚、印度、孟加拉国和巴基斯坦）的 5 岁以下儿童中开展了中度－重度腹泻病（MSD）的疾病负担研究。研究者首先在研究地区设立了人口学监测系统和哨点医院，通过开展人口学调查获得了 5 岁以下儿童的研究队列，并使用哨点医院监测的方式来收集队列中腹泻病的发病数，结合医疗服务利用率调查获得的腹泻病就诊比例估计得出了 MSD 的发病率。在开展监测的同时，研究者还在队列中嵌入了一个以社区健康儿童为对照组的巢式病例对照研究，收集 MSD 患者和健康儿童对照的粪便标本，开展 18 种病原的实验室检测，并计算得到了每个病原体的 OR 值（即 odds ratio，比值比）和归因危险度（AR%）。为了调整无症状感染（72%）和共同检出（45%）对 MSD 发病率的影响，研究者使用归因危险度（AR%）对病原体的阳性检出率进行调整后获得了 MSD 患者的病原谱，最后结合估计的 MSD 发病率计算得到了 MSD 患者中特定病原的发病率。研究结果显示，亚洲、非洲 7 个发展中国家 5 岁以下儿童 MSD 的主要病原为轮状病毒、隐孢子虫、肠产毒性大肠埃希菌（ETEC）和志贺菌。在部分国家，气单胞菌、霍乱弧菌和空肠弯曲菌呈区域性高发流行。不同年龄段儿童病原谱不同，1 岁以下新生儿 MSD 腹泻以轮状病毒和隐孢子虫为主，随着年龄的增加，轮状病毒和隐孢子虫在腹泻患者中的检出率逐渐下降，而志贺菌和 ETEC 的检出率则逐年上升[2]。

WHO 全球疾病负担评估报告（2010 年）指出，导致全球人群死亡负担较为严重的肠道病原体为轮状病毒、志贺菌、肠产毒性大肠埃希菌（ETEC）和隐孢子虫，死亡率依次为 3.6、1.8、1.8、1.6 人/10 万人年；5 岁以下儿童中，轮状病毒和隐孢子虫是导致死亡的主要肠道病原体。诺如病毒虽然不会导致严重的疾病和死亡，却是欧美等发达国家腹泻患者中现患率最高的肠道病原体[7]。

2000—2008 年，美国基于食源性疾病监测网（FoodNet）开展了急性胃肠炎（AGE）疾病负担研究。研究者在美国 10 个监测点的约 650 个临床实验室中开展了以全人群为基础的主动监测（监测点覆盖了 15% 的美国人口）。研究者系统连续地收集了 31 个病原体的实验室监测结果，并结合 FoodNet 监测网开展的医疗服务利用调查、实验室调查等横断面调查，以及病例对照研究收集到的腹泻患者就诊比例、粪便标本提交比例、肠道致病菌检测项目开展比例、实验室检测方法敏感度以及确诊病例漏报率等参数，进行 Monte Carlo 模拟计算，估计得出了美国 AGE 患者的病原谱和疾病负担；研究者还进一步结合暴发调查获得的各类病原的食源性比例，推算得出了美国食源性疾病的疾病负担。结果显示，美国食源性疾病的主要病原为诺如病毒，住院病例的主要病原为非伤寒沙门菌，导致病例死亡的主要病原为非伤寒沙门菌[8,9]。

英国在 1993—1996 年和 2007—2009 年连续开展了两期感染性肠道病（IID）疾病负担研究。研究者在社区中招募了 2 个连续的人群队列，前瞻性观察半年，收集腹泻病这一终点事件的发生数并计算出人群中腹泻病的发病率。在随访同时，研究者还收集了腹泻患者的粪便标本，并对 19 种病原开展了实验室检测，计算得出了腹泻患者中特定病原体的现患率和发病率。为了阐明无症状感染及共同检出与腹泻病发病之间的因果关系，研究者还在队列中嵌入了一个以社区健康人群为对照组的巢式病例对照研究部分。结果显示，1993—2007 年，英国导致腹泻病的主要病原体为诺如病毒、弯曲菌、札如病毒以及轮状病毒，诺如病毒是社区病例的主要病原体，弯曲菌是全科医生（general practitioner，GP）就诊病例的主要病原体。15 年间，诺如病毒、札如病毒发病率上升，而沙门菌属细菌发病率下降[10,11]。

对国内外开展的病原谱研究分析发现，不同国家和地区，腹泻病的病原谱不同。在发达国家，由于轮状病毒疫苗的常规接种和对食源性疾病干预措施的加强，病原谱与发展中国家差异十分显著，诺如病毒和弯曲菌属细菌已成为发达国家导致腹泻病发病的主要病原体，非伤寒沙门菌则是导致住院和死亡的主要病原。而在发展中国家，轮状病毒、隐孢子虫、致泻大肠埃希菌（尤其是 ETEC）和志贺菌是导致腹泻发病和死亡的主要病原体；霍乱弧菌 O1/O139 群、气单胞菌和空肠弯曲菌则在亚洲、非洲部分国家呈现区域性高发流行的态势[2,8,9,12]。

参考文献

[1] THAPAR N, SANDERSON I R. Diarrhoea in children: an interface between developing and developed countries[J]. Lancet, 2004, 363(9409): 641 – 653.

[2] KOTLOFF K L, NATARO J P, BLACKWELDER W C, et al. Burden and aetiology of diarrhoeal disease in infants and young children in developing countries (the Global Enteric Multicenter Study, GEMS): a prospective, case-control study[J]. Lancet, 2013, 382 (9888): 209 – 222.

[3] AMAR C, EAST C, GRAY J, et al. Detection by PCR of eight groups of enteric pathogens in 4627 faecal samples: re-examination of the English case-control Infectious Intestinal Disease Study (1993 – 1996)[J]. European Journal of Clinical Microbiology & Infectious Diseases, 2007, 26(5): 311 – 323.

[4] NIC FHOGARTAIGH C, DANCE D A B. Bacterial gastroenteritis[J]. Medicine, 2013, 41(12): 693 – 699.

[5] DESSELBERGER U, GRAY J. Viral gastroenteritis[J]. Medicine, 2013, 41(12): 700 – 704.

[6] KELLY P. Protozoal gastrointestinal infections[J]. Medicine, 2013, 41(12): 705 – 708.

[7] LOZANO R, NAGHAVI M, FOREMAN K, et al. Global and regional mortality from 235 causes of death for 20 age groups in 1990 and 2010: a systematic analysis for the Global Burden of Disease Study 2010[J]. Lancet, 2012, 380(9859): 2095 – 2128.

[8] SCALLAN E, HOEKSTRA R M, ANGULO F J, et al. Foodborne illness acquired in the United States—major pathogens[J]. Emerging Infectious Diseases, 2011, 17(1): 7 – 15.

[9] SCALLAN E, GRIFFIN P M, ANGULO F J, et al. Foodborne illness acquired in the United States—unspecified agents[J]. Emerging Infectious Diseases, 2011, 17(1): 16 – 22.

[10] WHEELER J G, SETHI D, COWDEN J M, et al. Study of infectious intestinal disease in England: rates in the community, presenting to general practice, and reported to national surveillance. The Infectious Intestinal Disease Study Executive[J]. BMJ, 1999, 318 (7190): 1046 – 1050.

[11] TAM C C, VIVIANI L, RODRIGUES L C, et al. The second study of infectious intestinal disease (IID2): increased rates of recurrent diarrhoea in individuals aged 65 years and above[J]. BMC Public Health, 2013(13): 739.

[12] YOUSSEF M, SHURMAN A, BOUGNOUX M, et al. Bacterial, viral and parasitic enteric pathogens associated with acute diarrhea in hospitalized children from northern Jordan [J]. FEMS Immunology and Medical Microbiology, 2000, 28(3): 257 – 263.

（赖圣杰　余建兴　王鑫　李中杰）

第三章 腹泻症候群病原学监测设计

第一节 监测内容

一、监测目的

症候群监测（syndromic surveillance）又称为症状监测，是指连续地、系统地收集并分析包括临床症状群在内的各种健康相关数据，以期对疾病（生物恐怖袭击、新发传染病、原因不明疾病及其他聚集性不良公共卫生事件）暴发进行早期探查、预警和快速反应的监测方法。症候群监测不同于常规的疫情报告，它是从患者刚刚开始出现轻微症状的阶段就收集相关数据。例如在细菌性痢疾暴发的早期，临床医生还没有形成明确的诊断之前，人群中会出现发热、腹痛和腹泻症状的增加，缺勤率的提高，抗感染、抗腹泻药物销售量的升高，这些症候在短期内突然迅速增加，或在某一地理区域内或单位内高度集中时，表现为时间上或空间上的聚集性。当超过一定阈值（基线水平）时，监测系统就可向有关部门和人员发出疾病流行的预警，从而启动公共卫生应急体系，按疾病诊治的预案及早处置疫情，为应对突发公共卫生事件赢得宝贵的时间。幼托机构和学校也是细菌性痢疾暴发的高危场所，开展学生因病缺课监测也属于症候群监测的范畴；调查因病缺课的原因，可以尽早发现细菌性痢疾的暴发信号并及早进行调查处理。

腹泻症候群病原学监测是多层级的临床与实验相结合的症候群病原谱监测网络，以疾病症状入手搜集病例，展开广泛的细菌、病毒与寄生虫性传染病的病原学实验室检测，获得所监测地区的腹泻病原谱构成及其变化趋势。通过进一步对病原体的流行型别、变异特征进行分析，探讨主要病原体的流行变迁规律。

由于感染性腹泻症状的非特异性，临床症状与临床检验不足以完成准确的鉴别诊断，以症候群为切入点的病原学监测为感染性腹泻的正确诊断、有效治疗提供了技术支持。

建立先进的腹泻症候群的标本库、菌（毒）株库、同时具有临床特征与病原学特征的信息库，通过分析所监测地区腹泻症候群病原谱的本底与流行规律，为主要病原体的疾病负担评估、监测预警、处置暴发、快速识别新发传染病提供病原学依据。

二、监测病例定义

每日排便 3 次或以上，且大便性状有改变（呈稀便、水样便、黏液便或脓血便等）的临床机构就诊病例。

三、监测内容

（一）监测人群

腹泻症候群人群具有明显的年龄分布差异，低龄儿童最多，成年人少，老年人较多，因此可针对具体不同的需求，设定不同年龄段的监测人群。

需要掌握监测地区腹泻症候群整体病原谱的构成及其流行规律，需要对符合病例定义的全年龄段人群展开监测。

需要对监测地区腹泻病例的重点人群，如婴幼儿、老人等的相应需求进行该年龄段人群的专项监测。

（二）监测任务设置

根据实际监测工作设置任务量。但为了客观反映监测地区的症候群病原谱构成，采集病例与标本需要覆盖全年各月各周，杜绝出现在某段时间内集中完成监测任务量的现象。

对于就诊量较少的监测哨点，可采集全部就诊的病例及其标本。而对于就诊量较大的监测哨点，则需要尽可能按照随机抽样技术来设置病例与标本收集策略，如固定在每周的第 n 天收集病例、收集就诊号为单数的病例、每间隔 n 个病例收集一个病例的信息与标本等，避免"随意"采集病例，更需要避免根据临床症状的严重程度等某种明确目的采集病例。

（三）实验室检测的病原体种类

为得到全面、客观的病原谱构成，症候群病原学监测需要同时对腹泻症候群常见的病原体种类全部进行实验室检测。尤其是对当地腹泻症候群病原谱构成缺乏认识的情况下，仅选择性地进行部分病原体的检测，则可能人为造成部分病原的假阴性结果，造成病原谱构成的严重偏倚。

需要检测的病原体可分为细菌、病毒、寄生虫 3 大类，主要病原体种类见表 1 – 3 – 1。

表1-3-1　腹泻症候群监测病原种类

种　　类	病原体名称
细菌	非伤寒沙门菌
	志贺菌
	致泻性大肠埃希菌（EPEC、ETEC、EIEC、EHEC、EAEC）
	致病性弧菌（霍乱弧菌、副溶血弧菌、拟态弧菌、河弧菌）
	致病性耶尔森菌（小肠结肠炎耶尔森菌、假结核耶尔森菌）
	弯曲菌（空肠弯曲菌、结肠弯曲菌）
	嗜水气单胞菌
	类志贺邻单胞菌
病毒	轮状病毒
	人类杯状病毒
	人星状病毒
	肠道腺病毒
寄生虫	溶组织内阿米巴
	蓝氏贾第鞭毛虫
	隐孢子虫

四、监测执行机构

监测执行机构包括在监测哨点采集病例信息与标本、对标本进行实验室检测两大部分。

1. 监测哨点的设置

发现病例、采集病例的信息与标本采集是症候群监测的起点，也是整个症候群监测至关重要的环节，准确的病例准入、合格的信息与标本的采集直接关系到后续实验室监测结果。

监测哨点设置在临床机构。根据我国民众的就诊行为特点，发生腹泻后通常只是就近到基层诊所服药治疗，服药后没有好转才会进一步到相对大型的医疗机构就诊。为了避免服药影响病原学检测结果，监测哨点需要尽量前移，因此需要将更多哨点设置在社区医院、乡镇卫生院或村卫生室等基层医疗机构，以便能够有效获得发病早期、尚未或较少受到服药影响的病例及其标本。而大型综合医院中可获得一些迁延不愈或病情较重的病例，也是监测哨点中不可忽视的。此外，已经证实儿童是罹患腹泻的最大人群，而我国民众通常更倾向于带儿童到专门的儿童医院就诊，因此监测哨点中还需要包括专门的儿童医院。

因此，不同于其他症候群，腹泻症候群的病原学监测哨点设置需要覆盖从基层到综合医院各类不同的医疗机构，而哨点数量上则向基层医疗场所倾斜，同时亦需要包括专门的儿童医疗机构。一般而言，城市地区的监测哨点主要设置在社区医院、妇幼保健院，此外还包括一家二级或三级综合医院；农村地区的监测哨点则主要设置在村卫生室与乡镇卫生院。

监测科室包括肠道门诊、急诊、内科、儿科等多个可能有腹泻病例就诊的科室，保证能够在全年不同时间覆盖各个不同人群。

2. 病原学检测实验室的设置

对标本进行全面的病原学检测，是症候群病原学监测的核心工作。

病原学检测实验室可设置在监测哨点医院本身的实验室，或收集多个监测哨点的标本到本地疾控机构等统一的实验室进行检测。需要保证该实验室具有足够的设备、人员与技术完成全面的病原学检测工作。

为了质量控制的需要，实验室的检测结果还需要送至高一级的中心实验室进行复核确认。

3. 监测网络的形成

基于病例采集、实验室检测两大功能，该监测体系形成"多对一"的"监测哨点－病原学实验室－中心实验室"的三级监测网络（图1－3－1），在监测网络内采用统一的监测方案与检测技术，从而控制了不同实验室之间监测与检测结果的同一性与可比性。

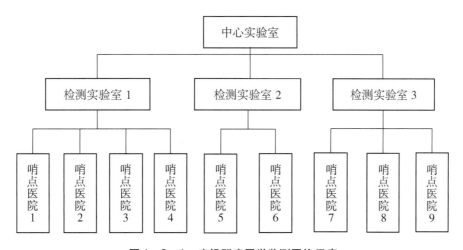

图1－3－1　症候群病原学监测网络示意

五、监测流程

腹泻症候群病原学监测的流程（图1－3－2）包括发现病例、收集病例信息、采集标本、标本运输至实验室、标本的实验室检测与整体结果分析。

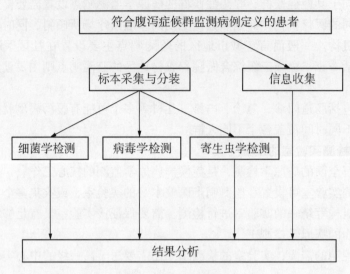

图1-3-2 监测流程

1. 收集病例

收集一个合格病例，包括发现符合监测病例定义的病例，完整收集规定的病例基本信息、临床信息、标本信息，填写病例信息调查表（表1-3-2）并采集其合格的粪便标本。

为了实现病例的同一性，在不同监测哨点收集病例时，需要严格遵循统一的病例定义作为准入标准。

为了收集全面的病例信息，需要对选入的病例调查其性别、年龄等基本人口学信息，发病日期、粪便性状、其他伴发症状、服药状况等临床信息，并且登记采样时间等标本信息，同时填写便常规的临床检验结果。另一方面，为了实现对病例的回访，还需要登记病例的姓名、现住址与联系电话。将上述信息完整填写在病例信息调查表上，并完善保存，信息化录入后形成病例信息库。

2. 采集标本

采集合格的标本是进行实验室检测的重要前提，如果标本不合格，则后续实验室检测全部作废，因此标本采集是整个监测工作至关重要的一环。

标本的采集、处理、运输与保存将作为单独一节专门在下一节进行详细阐述。

3. 实验室检测

实验室检测是症候群病原学监测的核心工作。

症候群病原学监测最重要的目的是阐明症候群传染性疾病病原谱的构成。

该环节最重要的两个问题在于：

第一、各个检测实验室使用统一的方法进行检测，保证室间的可比性。

第二、务必对全部病原体都进行检测，否则会因为缺乏某一种病原体的检测，人为造成"假阴性"结果，在统计病原谱构成时出现重大的偏倚。

表1-3-2 病例信息调查表

患者编号：　　　　　　　　　　　　　　　　　　　　监测科室＊：＿＿＿＿＿

标本编号：

＿＿＿＿＿＿＿＿医院腹泻症候群病例信息调查表

注：带＊的为必填项

1. 基本信息

1.1 患者姓名＊：＿＿＿＿＿（联系人姓名：＿＿＿＿＿＿）

1.2 性别＊：　□男　□女

1.3 出生日期＊：＿＿＿年＿＿＿月＿＿＿日　□阳历　□阴历

1.4 患者工作（学习）单位：＿＿＿＿＿＿　　联系电话：＿＿＿＿＿＿

1.5 家庭现住址（详填）＊：＿＿省＿＿地（市）＿＿＿县（区）＿＿＿乡（镇、街道）＿＿＿
　　村（社区）＿＿＿＿号

1.6 患者职业＊：（只能选择一项）
　　□幼托儿童　□散居儿童　□学生（大/中/小学）　□教师　□保育员及保姆
　　□餐饮、食品业从业人员　□商业服务人员　□医务人员　□工人　□农民　□牧民
　　□渔（船）民　□干部/职员　□离退休人员　□家务及待业人员　□军人　□海员
　　□长途驾驶员　□其他　□不详

1.7 流行病学史＊：周围是否有类似患者：□有　□无　□不详
　　如果有，人数：＿＿＿＿＿人，与患者关系：□同学　□家人　□同事　□其他＿＿＿＿＿＿

2. 临床信息

2.1 发病日期＊：20＿＿年＿＿月＿＿日

2.2 就诊日期＊：20＿＿年＿＿月＿＿日

2.3 就诊前腹泻天数＊：＿＿＿＿＿天，一天内最多腹泻次数＊：＿＿＿＿＿次

2.4 粪便性状（可多选）＊：
　　□水样便　　□米泔样便　　□黏液便　□脓血便　□洗肉样便　□鲜血样便
　　□黑便　　　□其他＿＿＿＿＿

2.5 就诊前有无呕吐＊：□有　□无
　　若有＊，则呕吐天数为：＿＿＿＿＿天，一天内最多呕吐次数＊：＿＿＿＿＿次
　　呕吐物性状为：□胃内容物　□水样　□血性呕吐物

2.6 就诊前是否采用口服补液治疗？　□是　□否　□不详

2.7 是否有其他明显的临床症状＊：□发热（体温：＿＿＿＿＿℃）　□脱水　□呼吸道症状
　　□神经系统症状　□无

2.8 就诊时是否做过粪便常规检测＊：□是　□否。若是，则检测结果为：
　　WBC：＿＿＿＿＿个/HP；检测结果：□阴性　□＋　□＋＋　□＋＋＋　□＋＋＋＋
　　RBC：＿＿＿＿＿个/HP；检测结果：□阴性　□＋　□＋＋　□＋＋＋　□＋＋＋＋

2.9 初步诊断＊：＿＿＿＿＿＿＿＿，是否为死亡病例＊：□是　□否　□不详

2.10 收集患者标本前一周内是否使用过抗生素治疗＊：□是　□否　□不详。若是，则请列出：

序号	药物名称	治疗天数	序号	药物名称	治疗天数
1			3		
2			4		

3. 标本采集情况＊

3.1 粪便标本：＿＿＿g/＿＿＿mL，采集日期：20＿＿年＿＿月＿＿日

填表人姓名：＿＿＿＿＿＿　　　填表日期：20＿＿年＿＿月＿＿日

　　各个病原体的实验室操作生物安全要求，要按照原卫生部《人间传染的病原微生物名录》及其相关规定执行。

4. 结果整合与分析

　　综合病例的基本信息、临床信息与标本的实验室检测结果并进行整合与分析，最终得到腹泻症候群传染性病原体的病原谱流行特征，并分析其时间、地区及不同人群中的差异；而且对结果的深入分析，可得到病原体型别的流行变异特征、不同临床特征与各种病原体的关联等多元化的结果。

（王鑫　赖圣杰　李中杰　黄留玉　景怀琦）

第二节　标本库与菌（毒）株库建设与管理

一、标本采集

标本是进行一切实验室检测的基础，所有实验室检测的结果都依赖于所得到标本的质量，标本质量直接关系到实验室检测的准确性，影响到研究结果的客观与准确。标本采集、运输与管理不当，会导致实验室检测结果延误甚至错误，重新采样或重新检测也增加了不必要的费用，而且许多标本的采集时机是不可重复的，造成的损失是无法弥补的。因此，标本的采集必须本着科学的态度严谨进行。

采集标本前需准备好采样的试剂、耗材，符合生物安全标准的标本外包装、生物安全标识，采样人员的防护服装与设备等。采集标本前，还需要对采样对象、采集时间、采样部位、采样量、标本后期处理等进行再次确认。确认无误后，即可开始现场标本采集工作。采集过程要严格按照事前制定的采样程序进行。虽然也有可能根据现场对采样程序做出调整，但是这种调整必须严格谨慎，尽量不要变动采样程序。

以下是采样中需要着重强调的几个问题。

1. 编号的唯一性

编号是追踪辨识各个病例及其标本的唯一性标识，在整个监测系统中，每一个编号都是唯一的、不可重复的。每个标本或菌（毒）株都被派与一个唯一编号，自从标本采集开始这个编号就始终贯穿于整个检测工作中，并延续到检测后的资源收集与管理中，绝对不能出现任何重复与错误。如果在这一点上出现纰漏，往往是致命并且无法弥补的。编号在采样后标本、病例信息的全部流向，如实验室检测、标本在各家实验室之间共享，始终不变，并且标本库中之前之后入库的所有标本都不会与之重号，即使标本被销毁，该编号仍旧唯一指代这份被销毁的标本，不能重新被编号分配。分装标本以 −1/−2/−3 表示，在标本背景资料中分别标注列表。

2. 症候群监测编码系统的独立性

每一个编码对象使用一个独立的编码系统，之间不可交叉。

在症候群病原学监测中，编码系统主要有病例编号、标本编号与菌（毒）株编号。一个病例可能对应多份标本，而一份标本可对应多个菌（毒）株，三套编码系统各自独立，但可以相互追溯。

腹泻症候群病例通常只采集一份粪便样本，偶尔也会出现长期迁延不愈的病例在不同时间再次采集标本的情况，出现一个病例对应多份标本的情况；一份标本通常只能分离到一株菌（毒）株，也可能分离得到多株菌（毒）株。

病例、标本、菌（毒）株三者编号独立，制定各自的编码规则，条件允许的情况下，尽可能使用条码标签或其他可靠的标记方法，以便能够明确辨识是哪类编号，同时也相互关联，能够相互追踪到。各类编号均须保证唯一性，即每个编号对应唯一病例、标本或菌（毒）株，不得重复。若删除或销毁该病例、标本或菌（毒）株，该编号则相应废弃，不得继续用于其他病例、标本或菌（毒）株。

在症候群监测的三套编码系统中，标本编号作为根本性标识，链接三套编码系统：在病例信息调查表中登记病例编号与各次采集的标本各自的标本编号；在实验记录中登记检测标本的标本编号与分离到的菌（毒）株各自的菌（毒）株编号。因此通过标本编号，可向上追溯标本来源的病例，亦可向下追溯从标本分离到的菌（毒）株，贯穿病例收集、标本实验室检测与菌（毒）株三部分。

3. 编码规则与标记要求

编号要求简明、易辨识、易记忆、编号之间不易混淆等。一般使用有意义的编号，能够从编号辨识出标本的主要信息。应避免编号过长，导致在手工标记到管子上时出现困难，也更容易在转抄时出现错误。此外，应避免编号全都为数字或字母，这也是为了方便记忆，防止编号之间混淆。

标本标记是标本采集中非常关键的步骤。采样记录表登记、采样日志记录与标本标记应同时进行，并确保编号一一对应。条件允许的情况下，尽可能使用条码标签或其他可靠的标记方法。必须使用质量过关的记号笔，字迹在超低温冷冻或容器表面潮湿后不会脱落。标本编号需要在标本容器表面与容器盖顶上同时进行标记，避免容器与盖子错配，造成标本的交叉污染。在每一个标本上要同时标记如下信息：患者或受试者的名字、患者或受试者的唯一编号、标本采集日期。如果是手写标注，字迹必须清楚，能够准确辨识。

现场标本采集表格的识别、记录是标本的唯一凭证。现场采样需要填写患者标本记录与采样日志两份记录。采样结束后，应迅速将采样记录录入电脑，纸版记录作为原始记录妥善保存。采样编号在采集记录与标本容器上都要标记清楚。

二、标本与菌（毒）株的转运与接收

标本采集后必须立即放置在技术要求的温度环境中，从采样现场送达实验室。标本必须按照技术要求的温度和时限送达。

到达检测实验室后，运送人员与实验室工作人员双方要按照标本采集记录再次一一清点，由实验室人员对标本进行核对，并筛检出不合格标本。标本必须随单运输，即运送时需要同时携带采样记录与病例调查记录。

1. 实验室核对

实验室要对收到的标本或菌（毒）株进行如下核对：包装是否完整，有无泄漏；标本现场处理是否符合要求；保存与运输条件是否正确；每一件标本或菌（毒）株标记是否与采样记录单或菌（毒）株清单记录相符；标本量是否足够；等等。挑选出不合格的标本。

2. 不合格标本或菌（毒）株的处理

实验室收到不合格的标本，需要在标本接收核对时检查清楚。实验室要制定明确的标本不合格判断准则。最基本的准则为：未标记，这种是最主要的没有检测价值的标本；提供的标本背景资料不清（病例信息不全）；标本标记与采样记录不符，并且无法追溯修正；采样后处理错误；标本量严重不足；保存与运输条件不当或严重超出时限；其他未达到本次采样实际要求的标本。

不合格菌（毒）株的主要问题出在标记不清、包装渗漏等，这些在样品核对时即应发现，安排再次上/外送。在深入检测时也会发现菌（毒）株严重污染或已经死亡等问题，应及时联系相关实验室，安排再次上/外送。这些情况都需要填写不合格标本或菌（毒）株记录。

发现以上不合格标本后，需要挑拣出来，并在标本管、采样记录、采样日志本上注明，写清楚不合格的原因。不合格标本也不能够轻易拒绝或丢弃，仍需要与采样人员明确说明后，详细记录，并及时安排再次采样或送样。

部分不合格的标本在实验室检测过程中才能被发觉（如严重的污染）等。该标本必须保存直到做出最后处置决定并寻找一些弥补措施。实验室人员要及时通知采样者标本出现的问题，并说明理由，及时安排再次采样或送样。

三、标本与菌（毒）株的入库与保存

随着接收标本数量的不断积累，在检测实验室形成了实物存在的标本库。标本保存人员对入库的每一份标本都要进行登记，根据放置规则入库保存。

标本可根据"检测"与"留验"分两批分区域入库保存。"检测"标本随着实验室工作进程，分为"未检"、"在检"、"检毕"之后再下分区域。区域内标本按照"标本来源哨点"-"采集时间"等规则有顺序地放置。

为了复核与保藏的需要，一般将一份标本分装为一式两份或一式三份：一份用于检测，其他用于复核以及长期保藏。

所有标本的保存方式、保存条件及其技术要求应按照相应的技术方案执行。

标本采集后立即进行实验室检测是得到实验室结果最有效的手段。检测后剩余标本仍应继续保存于建立的标本库，用于备查、复核，直到达到保存时限。入库保存的标本分为正在检测的标本与留底备查的标本。两套标本应分开保存，标记清楚。整体标本要按照五大症候群为大类分开保存，然后再按照不同标本类型、不同采集时间保存。

菌（毒）株接收后需要进行培养扩种，一株菌（毒）株要保存多个拷贝，根据相应技术方案要求规定的数量备份菌（毒）株。记录保存时间，定期进行复苏传代后再保存。在菌（毒）株复苏使用过程中，如发现保存的菌（毒）株已经污染，立即调取其他份复苏，该事件必须立即报告实验室负责人，并且在菌（毒）株保存记录上记录。保存新的标本，而污染标本经实验室负责人签字后销毁。如果几份菌（毒）株都污染严重，无法分离到原本保存的菌（毒）株，经实验室负责人确认签字后销毁，从菌株资料上删除，并将该事件完整记录在保存记录上。根据菌（毒）株保存方式的不同，定期对保存的菌（毒）株进行复苏与再保种。如细菌甘油肉汤的保存，3～5 年需要复苏传代一次，再次保种。

菌（毒）株根据种属分区域入库，区域内根据"分离地点"-"分离时间"等摆放。

保存标本的冰箱、冰箱层格、保存盒均应统一顺序编号，并在每台冰箱上贴示有保存盒位置的示意图，保证打开冰箱后能够迅速找到标本或菌（毒）株，避免冰箱开门时间过长，或保存盒在室温下查找时间过长。通过保存记录建立标本的文本查找索引（如以接收日期或入库编号），以便能够迅速查找到标本。

四、标本的提取

标本提取时，需要记录提取时间、提取目的、提取人，填写标本提取单。不同于菌（毒）株可以传代拷贝，标本的总量是固定的，因此要每次注明提取量与剩余量。

为方便提取标本进行检测，在标本初入库时可采用"区域法＋标记法"区分标本的"未检"、"在检"、"检毕"和"留样"状态并进行安放。①区域法：在实验室和冰箱内划分出专门区域，存放"未检"、"在检"、"检毕"和"留样"状态的标本。②标记法：在盛标本的容器上加注"未检"、"在检"、"检毕"标记，或在容器上加贴"未检"、"在检"、"检毕"、"留样"标签来标识标本检测状态。提取需要检测的标本移至"在检"区域，检测完毕的标本移至"检毕"区域。"检毕"区域中五大症候群检测阴性的标本单独放置，预备在适当时机再次提取，进行新发病原体及其他检测。

菌株提取时要注意查看已提取复苏次数。

五、标本的转运与外送

标本外送转运过程中的核心问题就是保障标本的准确性与质量，做到无缝衔接。

标本需要派遣专人运输，按照规定的运输程序进行。标本采集后按照规定时限运输到实验室，并根据课题要求外送标本到相应实验室。做到"随单运输"，即运送时需要同时携带采样记录或标本清单。

交接时需要填写交接单，注明交接标本的时间、内容、数量、双方交接人等，一式两份，双方均需保留。

六、标本的销毁

标本的销毁需要制定销毁标准，并且报请实验室负责人评估，确实失去保存价值的，同意并签字后方可销毁，要严格记录销毁时间、原因、方式和销毁人签字。

标本销毁标准是：标本到达保存期限后变质，失去检测意义；标本受到严重的污染，已经没有检测意义；标本保存出现错误，已经腐败变质。

相关信息资料标注标本已销毁的，通常仍不得删除其原始记录。

七、阴性标本的走向

检测结果为阴性的标本也需要妥善保存与管理。一些标本在当时的实验技术条件下无法实现有效检测，这就需要将标本妥善保存，寻找机会进行更广泛更深入的检测。

症候群常规项目检测阴性的标本进行新发传染病病原体的检测，仍旧阴性的标本仍不可丢弃，而要继续在标本库中保存，启动共享机制，寻求项目内有条件的联合单位进行更多项目的检测，甚至寻求项目外单位的协作。历史上，禽流感病毒、肠出血性大肠埃希菌 O157：H7 等新发传染病，都是在发现了新病原后，经过对既往标本的翻查，将病原在人类中感染、存在的时间推前了若干年。

因而标本库中始终要保存一份足够量的分装标本，留待若干时间后，当出现新的检测方法或发现新的病原时，可根据标本背景资料，作为回顾性可疑标本重新提取出库进行检测。

在背景资料库中，标记为常规检测阴性或新发检测阴性的标本，所有相关信息全部保留，不得删除或修改。

八、标本库与菌（毒）株库的建设与管理

（一）标本库与菌（毒）株库建设的意义

标本库与菌（毒）株库是项目资源收集与成果保存的载体，贯穿在项目实施的整个流程中，是为项目所有的研究者服务的资源管理系统，为在参与项目的所有实验室之间实现资源共享提供基础。标本库与菌（毒）株库是实物与信息共有的保存库，所有实物标本、菌（毒）株都具备完整的流行病学、临床检查等背景资料。为确保标本与菌（毒）株库中保存的样本的质量和安全，特制定建设与管理方案。

标本与菌（毒）株的储存管理是提供高效、稳定的实验室检测与回顾的重要一环。标本必须妥善保存至相关实验完全结束并且没有疑义为止。当实验室检测出现疑义时，就必须翻查菌（毒）株甚至原始标本进行回顾性检测，最终判定检测结果正确与否。在课题进行中，异常点复核、质量控制调查都有赖于标本与菌（毒）株的有效保存。此外，标本检测涉及多个实验室，而标本只有一份，当检测结果出现差异时，标本复检是唯一解决办法。检测阴性的标本也需要妥善保存与管理。一些标本在当时的实验技术条件下无法实现有效检测，这就需要标本高质量的保存，直至有可行的检测技术出现。在"十一五"传染病监测技术平台项目中，成功进行了 NDM-1 耐药细菌、肠出血性大肠埃希菌 O104：H4 的回顾性筛查，并在国内率先发现并报道了 NDM-1 耐药细菌，也是依赖于标本的妥善保存与管理。

（二）标本库与菌（毒）株库的组织管理原则

（1）本项目的标本库与菌（毒）株库不是集中建在一处，而是设立在各家课题责任与合作单位。

（2）库内保存的标本与菌（毒）株在项目范围内资源共享。

（3）由专人负责标本与菌（毒）株的管理与技术操作。

（4）标本库与菌（毒）株库实行制度化管理、程序化操作，所有操作都要有严谨的文档记录。

（5）设立标本库或菌（毒）株库的实验室，应具有相应法规条例规定的资质，符

合相应的生物安全水平。

（6）设立标本库与菌（毒）株库的实验室，接受项目管理组的督导检查、评估。

（三）标本库与菌（毒）株库的设立

1. 实物资源库

（1）标本库：原则上各地采集的标本在各合作单位建库保存。根据课题研究需要与实验室检测能力，部分标本在合作单位保存的同时分装上送到课题责任单位进行建库保存。

（2）菌（毒）株库：各家合作单位保存本实验室分离到的菌（毒）株，并且备份上送到课题责任单位统一建库保存。部分高致病性菌（毒）株必须保存在有资质并符合法规条例的实验室。

2. 信息资源库

（1）纸版数据：课题责任单位保存原版记录，各合作单位保存复印版。在各个实验室进行实物资源交流时按需要附上备份的纸版记录。

（2）电子化数据库：是在课题范围内整合资源，集中体现为"传染病监测技术平台信息管理系统"所有实验室都及时向数据库内上传信息，并按照数据库管理员分配的权限获取数据。同时，纸版数据也应保留相应的电子版，并且能够与信息系统内数据相吻合。

如果数据出现修订（如复核后对检测结果进行修订），纸质版记录与电子版记录、信息系统内的数据必须同时修订，并且备案记录。

（四）标本库与菌（毒）株库的追溯系统

从标本采集、菌（毒）株分离检测，一直到标本、菌（毒）株保存，所有环节都必须有严格的文档记录，链接在一起即是资源追踪系统。如果整个资源数据库是一个整合的有机体，那么资源追踪系统即为骨架链条。使用追踪系统，可做到随时查找标本的来源信息、当前检测结果与进度、资源流向等。一旦整个标本库与菌（毒）株库当中任何一处出现问题，能够迅速查找原因，寻找问题源头，警示各个工作流程。

（五）标本库与菌（毒）株库的基本建设

1. 硬件设施

（1）功能分区：标本库与菌（毒）株库要具备储存室、收样室与资料室。

标本或菌（毒）株储存室是标本与菌（毒）株的储存空间，需要选择在实验室内部相对独立的空间。

收样室接收和核对标本。分为清洁区和清点区：①清洁区配有专用电脑、电话、打印机、档案柜、标签打印机、备用的一次性手套、工作服等。②清点区设置接样台、生物安全柜、临时冰箱、应急消毒设备等。

资料室保存标本与菌（毒）株背景资料，标本采集、上送、保存等的程序记录。配备有资料柜、电脑及网络。

（2）环境要求：标本库与菌（毒）株库从建筑物总电源处直接供电，并设立断电报警装置。启动资源库区及周围的安全监控设备，保障库区的基本安全。

储存室内配备相应的空调、通风扇、温度湿度计等，控制室温在 25 ℃ 左右，湿度恒定。配备冰箱温度计等监测设备，随时观察冰箱内部温度。

（3）保存设备要求：①菌（毒）株保藏专用设备有超低温冰箱、冷冻干燥设备、液氮保藏设备。②保存容器有保存管、保存盒等，应可以耐受相应低温（如：－80 ℃、液氮等）。低温保存容器使用密封的螺口容器，保存内容物不超过容器的2/3。③质量保证的设备有电脑、标签打印机、网络等。

（4）安保要求：为了保证菌（毒）株及相关感染性材料的安全，要有防止失窃、温度自动监测、调控、记录、报警的设备。①标本库与菌（毒）株库（柜）具备完备的监控系统；②标本库与菌（毒）株库监管实施双人双锁共同负责制；③温度监测：通过工作人员人工监测或通过设备自动监测，随时监控室内安全、温度、湿度及冰箱温度，并做详细记录，当冰箱出现异常报警，立即与相关人员联系，进行处理，确保冷藏环境达到要求；④应建立符合菌（毒）株储存要求的菌（毒）株库，保藏菌（毒）株的冷库（柜）总容积应与保藏规模相适应并能自动调控、显示和记录温度状况；⑤配备备用冷冻保藏装置以便应急使用。

2. 软件建设

（1）人员配备与培训：涉及标本与菌（毒）株管理、采集、运送、保存等各个环节的工作人员须具有专业工作经验，能够独立完成相关工作。工作中以专人专管为原则，避免在项目实施过程中人员流动过大，多次交接工作中出现纰漏。有关工作人员在项目实施前、实施中需要进行培训与考核。由课题责任单位培训各联合单位的核心工作人员，并由核心工作人员在联合单位展开全体人员的培训。项目管理组派遣专人进行考核评价。

（2）信息文本记录：标本与菌（毒）株的收集管理必须有严谨而全面的信息记录支持，它是资源库建设的文档记载，贯穿资源库管理中资源追踪系统的数据基础。数据库资料保存现场纸版记录与电子版数据库两套数据，是所有关于标本与菌（毒）株资料记录的全部汇总，而现场纸版记录是最原始的资料，备于信息翻查与核实。

所有记录表格统一设计并打印，标记有项目标识。应在现场及时填写，避免标本采集后补填，用签字笔或钢笔记录，不得使用铅笔、圆珠笔等，字迹清楚，尽量避免涂改。返回实验室后，按照记录表格分项目进行统一编号，装订入册。编号要连续，不得有空号或重号，表格一旦编号入册就不能再被取出删除。同时，表格到达实验室后应尽快录入数据库，一般采取双人录入。各个记录之间相互关联，通过电子数据库进行链接，并且将标本与菌（毒）株的信息相连接，使得输入标本或菌（毒）株的唯一编号就能够调取出有关该标本或菌（毒）株的所有信息。

1）标本与菌（毒）株背景资料记录：标本或菌（毒）株保存库是资源库的物质基础，而背景资料则是资源库的数据基础，是资源库建设的核心内容，所有课题研究结果都需要取自于背景资料库。背景资料应该记录全面，资料来源主要为标本采集记录，并增加标本采集后各个检测流程的记录。标本与菌（毒）株背景资料记录的项目详见本节"（七）标本库与菌（毒）株库文档记录"中的"3. 标本或菌（毒）株储存记录"。背景资料库也是资源追踪系统的中心，建立有效的追踪程序，链接标本采集、转运、检测等各个环节，需要建立一个有序、方便、及时更新的电子系统。

2）标本与菌（毒）株收集保存手续记录：标本与菌（毒）株的信息从标本采集之初就需要进行系统的记录，项目统一设计印制关于标本与菌（毒）株收集、储存与共享各个环节的记录表格，在运作的各个环节实时记录，最后归档录入。

课题合作单位必须将标本采集、菌（毒）株信息等纸质记录备份后将原始记录上送到课题责任单位，由课题责任单位保管。上/外送标本时随标本附相应的备份纸版记录与电子版。相关记录及表格见置于本章末的表 1 – 3 – 3 至表 1 – 3 – 19。

3）工作日志：所有涉及标本或菌（毒）株采集、运输、保存等工作，需要记录工作日志，主要包括在采集、接受、转运或检测过程中遇到的一些特殊情况、新的发现等一些在常规表格中无法记录和反映的信息。

（3）技术文件：涉及标本与菌（毒）株保存的标准操作程序（SOP）是重要的技术文件，是保障标本与菌（毒）株库质量的技术基础。不同类型的标本运输、保存，不同菌（毒）株的保存、复苏、传代，都需要具备详细的 SOP。各个实验室需要掌握与本实验室相关的 SOP 文件，用于人员培训与实际操作。

（六）质量控制

（1）库内保存菌（毒）株必须有完整的数据资料，包括种类、名称、编号、来源、数量、传代次数以及主要鉴定结果、操作人员、鉴定人员姓名等。所有入库的菌（毒）株以及标本均需填写入库单，纳入数据库管理。

（2）实验室分离的菌（毒）株以及标本，包括名称、分离来源、数量、时间、地点、生物学分类、操作人与鉴定人、编号，以及已经完成的生物学特性检测与鉴定指标的情况及其他必要的说明。应建立菌（毒）株收集、验收管理制度，有符合菌（毒）株防护要求的接收场所。检查主管部门审核批准件和提供单位证明。菌（毒）株收入库时应重点检查运输中的温度控制状况，对运输方式、运输设备及温度状况、运输时间等如实记录。

（3）建立菌（毒）株储存、定期复苏检查制度。菌（毒）株保藏机构应对库存菌（毒）株和标本进行定期检查并记录。发现质量异常、贮存温度不符合要求等情况，应及时采取有效措施并处理。

（4）建立相应的菌（毒）株运输管理规定。应具备与菌（毒）株保藏相适应的储运设施设备，设施设备应当有专人负责，定期检查、保养、校准、记录，并建立档案。

（5）建立菌（毒）株出入库复核制度。在菌（毒）株接收、发放过程中，应建立专门的收货、验收、出库复核等项记录，记录应真实、完整。

（6）对相关工作人员应进行逐级培训与考核。

（7）对标本与菌（毒）株保存设备应进行定期检修与维护，保障设备正常运转。

（七）标本库与菌（毒）株库文档记录

标本库与菌（毒）株库的文档记录每份项目不可过多，以便于纸版印制与填写，依靠信息管理系统链接。

1. 标本采集汇总记录

现场标本采集是以患者为单位进行的，一个患者可能采集血液、咽拭子、脑脊液等多分标本。标本采集后，要对本次采集的标本进行汇总记录，填写标本采集汇总记录（表1-3-3）。

2. 标本实验室接收记录

（1）入库前的标本与菌（毒）株交接记录（表1-3-4、表1-3-5）：标本现场采集后送达实验室，标本与菌（毒）株上/外送到课题责任单位或其他实验室都需要进行送样方与实验室接收方的交接记录。

标本与菌（毒）株的交接记录表以二联单的形式，送样方与接收方各持一份保存。送样与接收一般要求明确记录到人，以便必要时核实情况。

送样方填写信息包括：①标本信息，包括标本编号、标本类型、标本数量、采集时间、采样单编号、备注；②送样信息，包括送样单位、标本出发时间、负责人姓名及联系方式。接样人、送样人双方签字，至少一式两份，双方各自保存。

接收方填写信息包括：①标本信息，包括标本送达实验室时间、标本是否合格、备注；②接收人信息，包括接收单位及联系方式、负责人姓名及联系方式。

（2）不合格标本记录（表1-3-6）：对接收方接受标本时挑出的不合格标本也需要进行记录，主要内容包括：标本编号、送样时间、不合格原因、标本处理方式等。该记录也需要一式两份，双方保存。

3. 标本或菌（毒）株储存记录

（1）标本或菌（毒）株背景资料。背景资料是资源库建设的根本性数据，内容应该记录全面，资料来源主要为标本采集记录，并增加标本采集后各个检测流程的记录。基本内容包括：

1）标本背景资料（表1-3-7）：按不同标本类型分别记录。基本信息来源于标本采集记录，将单个的患者标本记录表整合为标本记录。主要内容包括：标本实验室编号、原编号、标本类型、采集时间、采集地点、采集单位、标本数量、分装管数、处理方式、检测是否全阴性、保存于哪个实验室等。

2）菌（毒）株背景资料（表1-3-8）：菌（毒）株按病原体种类，如病毒、细菌分类记录。

菌（毒）株背景资料主要内容包括：菌（毒）株唯一编号、菌（毒）株种属、菌（毒）株标本编号、保存份数、采样时间、标本类型、采样地点、患者症候群、分离时间。除了基本信息外，还需链接检测鉴定结果。

（2）标本或菌（毒）株保存记录。应记录标本入库与提取的信息。

1）标本或菌（毒）株保存记录（表1-3-9、表1-3-10），主要内容包括：标本编号/菌（毒）株编号、标本类型/菌（毒）株种属、入库时间、保存方式、保存期限、保存位置等。

2）标本或菌（毒）株提取记录（表1-3-11、表1-3-12），主要包括：标本编号/菌（毒）株编号、标本类型/菌（毒）株种属、入库时间、提取时间、提取用途、提取人、标本剩余量、复苏时间、复苏方式等。出于管理流程的需要，还需要填写标本/菌（毒）株提取申请单（表1-3-13、表1-3-14）与标本/菌（毒）株上/外送申请单（表1-3-15、表1-3-16）。

（3）标本或菌（毒）株储存位置标记。标本或菌（毒）株贮存后需要明确记录保存位置，保证能够随时顺利快捷地找到标本或菌（毒）株。位置标记需要记录：保存冰箱编号、保存冰箱层号、保存盒号与横纵位置。另外，填写冰箱保存盒位置示意图、保存盒标本或菌（毒）株位置示意图，并且在每台冰箱与保存盒上贴示保存盒或标本/菌（毒）株位置示意图。

（4）冰箱运行状态日志（表1-3-17）。需要记录冰箱运行状态，保证冰箱正常运行。采用每日早晚两记录，记录冰箱编号、冰箱温度。

4. 标本或菌（毒）株上/外送程序记录

（1）标本或菌（毒）株提取记录：记录提取原因，填写标本/菌（毒）株提取申请单。

（2）标本或菌（毒）株交接记录（表1-3-4、表1-3-5）。

（3）不合格标本或菌（毒）株记录（表1-3-6）。

5. 标本或菌（毒）株销毁记录

包括标本编号、菌（毒）株编号、标本类型、采集时间、采集地点、菌（毒）株种属、销毁原因、销毁时间、销毁方式等（表1-3-18、表1-3-19）。

（王鑫　韩俊　景怀琦）

表1-3-3　标本采集汇总

编号：

标本编号	标本类型	采集日期	采集地点	标本量	症候群	患者姓名	个案表编号	备注

表1-3-4 标本交接记录

编号:

送样方信息:

单位　　　　　　　负责人　　　　　　　联系方式

标本出发时间　　　送样人　　　　　　　签字

接收方信息:

单位　　　　　　　负责人　　　　　　　联系方式

标本送达时间　　　接收人　　　　　　　签字

本批标本数量

标本编号	标本类型	标本量	采集时间	个案表编号	标本是否合格	症候群	备注

表 1-3-5　菌（毒）株交接记录

编号：

送样方信息：

单位　　　　　　　　　　负责人　　　　　　　　　联系方式

标本出发时间　　　　　　送样人　　　　　　　　　签字

接收方信息：

单位　　　　　　　　　　负责人　　　　　　　　　联系方式

标本送达时间　　　　　　接收人　　　　　　　　　签字

本批标本数量

菌（毒）株编号	种属	管数	分离时间	分离地点	标本是否合格	备注

表1-3-6 不合格标本记录

编号：

标本编号	送样时间	送样单位	不合格原因	后处理方式
标本编号	送样时间	送样单位	不合格原因	后处理方式

表 1-3-7　标本背景资料

编号：

实验室编号	原编号	症候群	标本类型	标本数量	标本处理方式	检测结果	采集时间	采集地点	采样单位	保存实验室	备注

表1-3-8　菌（毒）株背景资料

编号：

菌（毒）株编号	标本编号	种属	来源地点	分离时间	标本类型	症候群	采样时间	备注

表 1－3－9　标本保存记录

编号：

标本编号	标本类型	入库时间	保存方式	保存期限	传代次数	保存冰箱号	保存盒号	保存盒内位置

表 1 - 3 - 10　菌（毒）株保存记录

编号：

菌（毒）株编号	种属	入库时间	保存方式	保存份数	传代次数	保存期限	保存冰箱号	保存盒号	保存盒内位置

表 1 – 3 – 11　标本提取记录

编号：

标本编号	标本类型	入库时间	提取时间	提取用途	标本总量	标本剩余量	标本最低剩余量

注：标本最低剩余量提前标注。

表 1 – 3 – 12　菌（毒）株提取记录

编号：

菌（毒）株编号	种属	入库时间	提取时间	提取用途	保存管数	复苏次数累计	最高复苏次数	出库管数	剩余管数

表 1 - 3 - 13　标本提取申请单

申请单编号：

申请提取＿＿＿＿（类型）标本＿＿＿＿份，用于＿＿＿＿；
＿＿＿＿（类型）标本＿＿＿＿份，用于＿＿＿＿＿；
＿＿＿＿（类型）标本＿＿＿＿份，用于＿＿＿＿＿；
＿＿＿＿（类型）标本＿＿＿＿份，用于＿＿＿＿＿；
＿＿＿＿（类型）标本＿＿＿＿份，用于＿＿＿＿＿。

附：标本提取单编号：＿＿＿＿＿＿
　　申请人：＿＿＿＿＿＿
　　申请日期：＿＿＿＿＿＿
　　课题负责人签字：＿＿＿＿＿＿

表 1 - 3 - 14　菌（毒）株提取申请单

申请单编号：

申请提取＿＿＿＿（种属）菌（毒）株＿＿＿＿株，共＿＿＿＿份，用于＿＿＿＿＿＿；
＿＿＿＿（种属）菌（毒）株＿＿＿＿株，共＿＿＿＿份，用于＿＿＿＿＿；
＿＿＿＿（种属）菌（毒）株＿＿＿＿株，共＿＿＿＿份，用于＿＿＿＿＿；
＿＿＿＿（种属）菌（毒）株＿＿＿＿株，共＿＿＿＿份，用于＿＿＿＿＿；
＿＿＿＿（种属）菌（毒）株＿＿＿＿株，共＿＿＿＿份，用于＿＿＿＿＿。

附：菌（毒）株提取单编号：＿＿＿＿＿＿
　　申请人：＿＿＿＿＿＿
　　申请日期：＿＿＿＿＿＿
　　课题负责人签字：＿＿＿＿＿＿

表1-3-15　标本上/外送申请单

申请单编号：

申请_____（类型）标本_____份，上/外送_____（单位），用于_____；
_____（类型）标本_____份，上/外送_____（单位），用于_____；
_____（类型）标本_____份，上/外送_____（单位），用于_____；
_____（类型）标本_____份，上/外送_____（单位），用于_____；
_____（类型）标本_____份，上/外送_____（单位），用于_____。

附：标本提取单编号：_____
　　标本交接单编号：_____
　　申请人：_____
　　申请日期：_____
　　课题负责人签字：_____

表1-3-16　菌（毒）株上/外送申请单

申请单编号：

申请_____（种属）菌（毒）株_____株，共_____份，上/外送_____（单位），用于_____；
_____（种属）菌（毒）株_____株，共_____份，上/外送_____（单位），用于_____；
_____（种属）菌（毒）株_____株，共_____份，上/外送_____（单位），用于_____；
_____（种属）菌（毒）株_____株，共_____份，上/外送_____（单位），用于_____；
_____（种属）菌（毒）株_____株，共_____份，上/外送_____（单位），用于_____。

附：菌（毒）株提取单编号：_____
　　菌（毒）株交接单编号：_____
　　申请人：_____
　　申请日期：_____
　　课题负责人签字：_____

表 1 - 3 - 17　冰箱温度记录

编号：

日期	时间	冰箱号	实际温度	备注

表1-3-18　标本销毁记录

编号：

标本编号	原编号	标本类型	采集时间	采集地点	销毁实验室	销毁时间	销毁原因	销毁方式	销毁人

表1-3-19　菌（毒）株销毁记录

编号：

菌（毒）株编号	种属	来源地点	销毁数量	销毁实验室	销毁时间	销毁原因	销毁方式	销毁人

第二部分

腹泻症候群主要细菌病原体检测技术

第一章　细菌学检测总体策略

一、标本的采集与处理

（一）采样原则

（1）优先采集就诊时未使用过抗生素的病例标本。

（2）填写腹泻症候群病例信息调查表。

（3）按照规范采集和分装处理标本。

（4）采样后应尽快送至监测实验室进行检测，如不能立即送检，按照规范以适当方式保存。

（5）注意生物安全防护，防止污染、传播和自身感染。

（6）标本应按方案要求进行标记。

（二）采集方案

1. 标本类型

腹泻症候群细菌学检测所采集的标本仅限于粪便。

2. 采样方法

采集粪便应使用无菌容器（如痰盂内套无菌塑料袋），而后迅速将挑取的粪便盛入无菌的便盒。挑取的粪便标本，应该选择具有明显性状改变的部分，如有脓血或黏液应挑取脓血、黏液部分；液体粪便则应取絮状物的部分。固体形态的粪便可用灭菌的压舌板或棉签挑取，液体粪便则需要使用吸管。

3. 采样量

便盒中粪便量应不少于10 g（10 mL）。由于症候群病原学检测要求同时进行多种细菌的分离培养，粪便标本需要接种多种不同的培养基，因此采集的标本量要大于一般进行单个病种检测所需的样本量。

4. 采样后标本处理

粪便采集后的处理应由受过专门培训的人员来施行。

在采集标本后应立即接种增菌液或培养基，这种情况下细菌学检测效率最佳；如果由于采样哨点与实验室存在一定距离等原因，不能立即接种培养基，则可将粪便标本放置于Carry-Blair运输培养基或25%甘油肉汤中保存，随后再送实验室进行检测。

（1）标本直接接种：采集粪便标本后，立即分别接种于各个细菌性病原体检测用的选择性增菌液或培养基，分别放置于相应温度，开始标本的培养。这种方法是细菌分离效率最高的方式。

（2）使用 Carry-Blair 培养基进行转运：如果不能立即接种培养基，则可使用 5 支以上的无菌棉拭子，分别蘸取足量的粪便，置于 50 mL 离心管盛装的 Carry-Blair 运输培养基中。挑取明显性状改变的部分，如有脓血或黏液应挑取脓血、黏液部分；液体粪便则应取絮状物的部分，并且使棉拭子吸满标本。

50 mL 旋盖密封的离心管中盛装 15 ～ 20 mL Carry-Blair 运输培养基，棉拭子上的粪便总量需要大于 10 g（10 mL）。注意：需要将粪便全部置于 Carry-Blair 运输培养基之内，避免暴露。

放置于 Carry-Blair 运输培养基中的粪便标本，必须全程保存在 4 ℃条件下，并在采样后 24 h 内送达实验室展开检测。

5. 标本的长期保存

采集的粪便标本除了用于检测外，还需要一份用于长期保存，作为日后复核之用。长期保存的标本为了防止由于粪便干燥而无法检测，可将 1 ～ 2 mL 的标本混入 20% 甘油肉汤中置于 2 mL 冻存管内，立即放入 −80 ℃冻存。

二、细菌学分离培养整体策略

在策略上，将各种病原体的检测方法整合，将采集的标本分份同时接种各种不同的选择性平板或选择性增菌液，而后分别进行各自病原体的分离培养程序。

腹泻症候群细菌学检测整体策略详见图 2 − 1 − 1。

三、标本的接种

1. 直接分离培养

志贺菌、致泻性大肠埃希菌、空肠弯曲菌、结肠弯曲菌的分离培养，标本无须增菌而直接接种选择性培养基。每种病原菌的选择性培养基以及培养条件详见后面相关章节。

蘸取标本的棉拭子涂抹在平板第一区，而后使用接种环分区划线，一般划 3 ～ 4 区，以分离出单个菌落（每区划完后可不必烧灼接种环，直接划下一区即可）。

2. 选择性增菌培养

（1）接种选择性增菌液：非伤寒沙门菌、小肠结肠炎耶尔森菌与假结核耶尔森菌、致病性弧菌、嗜水气单胞菌与类志贺邻单胞菌需要首先将标本接种各自的选择性增菌液，再接种平板进行分离培养。

将蘸满粪便的棉拭子（或由 Carry-Blair 运输培养基转运的粪便拭子）插入增菌液管中，在液面下反复振荡几次，旋转挤去多余液体后取出棉拭子，而后进行增菌培养。

（2）选择性增菌后接种：增菌后，用内径 3 mm 的接种环挑取增菌液满环（将增菌液管倾斜至 30°～ 45°，利用上层液体向试管口的虹吸作用挑取没有菌膜生长的液体部分），接种选择性培养基进行划线培养，同样采取分区划线的方式。

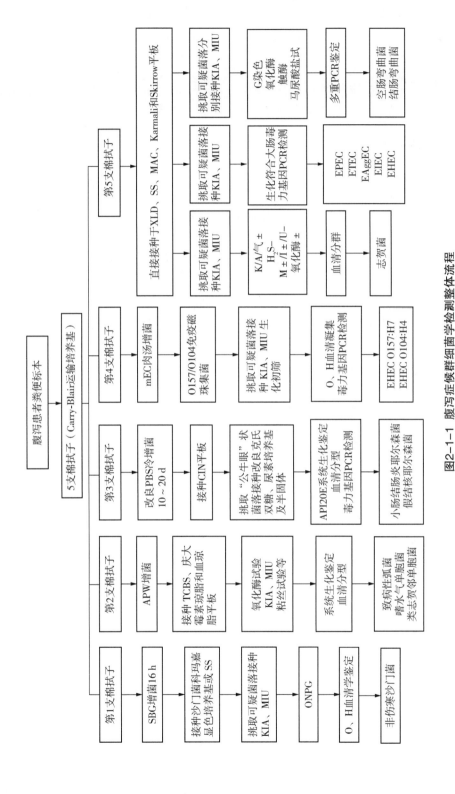

图2-1-1 腹泻症候群细菌学检测整体流程

注：KIA：克氏双糖；MIU：动力-吲哚-尿素。

四、细菌的鉴定

（一）菌落形态鉴定

在选择性培养基上，不同的病原菌具有不同的典型菌落形态特征。

（二）生化鉴定

从选择性培养基上挑取 5 个可疑菌落进行病原菌特异的生化反应进行鉴定，然后再挑取可疑菌落进行系统生化鉴定。

接种克氏双糖（KIA）斜面/动力 – 吲哚 – 尿素（MIU）是进行生化鉴定的基本方法，其步骤如下：

从 37 ℃过夜培养的选择培养基平板上，用接种针挑取可疑菌落 3～5 个，不要接触菌落底部，分别接种 KIA 和 MIU。先穿刺 KIA 底层，再在斜面上浓密划线，接种环不需经火焰，直接接种 MIU。接种培养基放置 37 ℃过夜培养后观察结果。

选择符合生化特征的菌落进行系统生物化学鉴定，最终确定细菌种属（见表 2 – 1 – 1）。

表 2 – 1 – 1　通过 KIA、MIU、氧化酶及 β – 半乳糖苷酶（ONPG）试验
初步鉴别常见肠道菌

菌 种 名 称	KIA				MIU			氧化酶	ONPG
	斜面	底层	H$_2$S	产气	动力	吲哚	尿素		
痢疾志贺菌（A 群）	K	A	–	–	–	D	–	–	–
福氏痢疾菌（B 群）	K	A	–	– *	–	D	–	–	–
鲍氏痢疾菌（C 群）	K	A	–	– * *	–	D	–	–	–
宋内痢疾菌（D 群）	K	A	–	–	–	–	–	–	+
大肠菌碱性 – EIEC	K	A	–	–	–	+	–	–	–
伤寒沙门菌	K	A	+ *	–	+	–	–	–	–
甲型副伤寒沙门菌（Ⅰ）	K	A	–	+	+	–	–	–	–
乙型副伤寒沙门菌（Ⅰ）	K	A	+	+	+	–	–	–	–
丙型副伤寒沙门菌（Ⅰ）	K	A	+	+	+	–	–	–	–
沙门菌属Ⅰ,Ⅱ,Ⅳ亚型	K	A	+	+	+	–	–	–	–
沙门菌属Ⅲa,Ⅲb,Ⅵ	D	A	+	+	+	–	–	–	+
邦戈尔沙门菌（Ⅴ）	K	A	+	+	+	–	–	–	+
枸橼酸菌属	D	A	D	+	+	– / +	D W	–	+

续表 2 – 1 – 1

菌 种 名 称	KIA				MIU			氧化酶	ONPG
	斜面	底层	H₂S	产气	动力	吲哚	尿素		
普通变形杆菌	K	A	D	+	+/−	+	+	−	−
奇异变形杆菌	K	A	+	+	+	−	+	−	−
摩根变形杆菌	K	A	−	D	D	+	+	−	−
雷极变形杆菌	K	A	−	D	+	+	+	−	−
司徒普罗菲登斯菌	K	A	−	−	+	+	+/−	−	−
雷氏普罗菲登斯菌	K	A	−	−	+	+	+	−	−
摩根摩根菌	K	A	−	−	+	+	+	−	−
小肠结肠炎耶尔森菌	K	A	−	−	−/+25 ℃	D	+	−	+
假结核耶尔森菌	K	A	−	−	−/+25 ℃	−	+	−	+
产酸/肺炎克雷伯菌属	A	A	−	−	−	+/−	+	−	+
弧菌属	K	A	−	−	+	+	−	+	+(−)
气单胞菌属	K	A	−	+	+	+	−	+	+
邻单胞菌属	K	A	−	−	+	+	−	+	+
空肠弯曲菌	K	K	−(+)****	−	+		−	+	
产碱普罗菲登斯菌	K	A	−	D	+	+	−	−	−
缓慢爱德华菌属	K	A	+	+	+	+	−	−	−
蜂房哈夫尼亚菌属	K/(A)	A	−	+	+	−	−	−	+
大肠埃希菌属	A	A	−	+	(+)***	+	−	−	+
产气肠杆菌	A	A	−	+	+	−	−	−	+
阴沟肠杆菌	A	A	−	+	+	−	+/−	+/−	+

注：K：碱性反应（红色）；A：产酸（黄色）；D：不定（K 或 A）；W：弱或迟缓反应；＊：某些福氏痢疾菌 6 型产气；＊＊：鲍氏痢疾菌 13 和 14 型产气；＊＊＊：侵袭性大肠埃希菌无动力；K/（A）：碱性反应为主/迟缓发酵乳糖；V：−25 ℃动力阳性，37 ℃动力阴性。

1. 注意事项

（1）KIA 的底层应有 2.5 cm 高，斜面的长度应为底层高的 1.5 倍（3.75 cm），用硅胶塞（透气）；MIU 用橡胶塞（尿素酶反应需避开氧气）。因肠杆菌科的细菌都是氧化酶阴性，并发酵葡萄糖，可用氧化酶试验排除非肠杆菌科的细菌，如表中的气单胞菌属、邻单胞菌属和弧菌属的细菌。但因氧化酶试验与试剂和方法密切相关，可能出现假阴性，所以我们不做氧化酶检查。

（2）KIA 生化反应的鉴别：克氏双糖（KIA）琼脂用于检查糖类发酵和 H_2S 产生。KIA 含两种糖类：乳糖（1.0%）和葡萄糖（0.1%）。某些细菌可发酵这两种糖，另一些细菌仅发酵葡萄糖，还有一些细菌对两种糖类均不发酵。糖类发酵可产生酸（丙酮酸→乳酸）和气体（$CO_2 + H_2O$），也可不产生气体。乳糖双糖含有两个单糖，即葡萄糖和半乳糖。乳糖在 β - 半乳糖苷酶（ONPG）作用下分解为葡萄糖和半乳糖。葡萄糖和半乳糖通过需氧的三羧酸循环产生能量、CO_2 和水。葡萄糖也可通过厌氧发酵途径产生能量、CO_2 和水，以及有机酸、醛和醇。KIA 的观察时间为 18～24 h 和 48 h。

2. KIA 上的反应

（1）仅葡萄糖发酵（斜面碱性：红色；底层酸性：黄色）。因葡萄糖的含量少，只是乳糖的 1/10，培养 18～24 h 后，斜面中的葡萄糖完全被利用，产生的酸因斜面处氧分压高而被还原。24 h 后开始利用蛋白胨作为生长原料，蛋白胨分解产生氨，所以斜面呈碱性。

（2）乳糖和葡萄糖都发酵（斜面酸性：黄色；底层酸性：黄色）。

（3）乳糖和葡萄糖都不发酵（斜面和底层均为培养基的原色：橙红色。应与未接种培养基比较）。

（4）KIA 中含有枸橼酸铁铵和硫代硫酸钠。培养基中的含硫氨基酸在细菌半胱氨酸脱硫酶作用下，产生 H_2S。

3. MIU 上的反应

（1）尿素酶：培养基中加入尿素（碳酸二酰胺），在细菌尿素酶的作用下，最终生成碳酸铵，呈碱性，培养基变为粉红色。

（2）吲哚（靛基质）：蛋白胨中的色氨酸在菌细胞内酶（色氨酸酶）催化下，生成吲哚和甲基吲哚。培养过夜，或 48 h 的 MIU，加入 Kovacs 试剂 3～5 滴，红色为阳性。

Kovacs 试剂：

戊醇或异戊醇（pure amyl or isoamyl alcohol）	150 mL
对二甲氨基苯甲醛（paradimethylaminobenzaldehyde）	10 g
浓盐酸	50 mL

将对二甲氨基苯甲醛溶于醇，然后缓缓加浓盐酸。少量配制，冰箱保存。

Ehrlich 试剂：多用于不发酵菌和厌氧菌。本次不用。

（三）菌株病原学特征鉴定

1. 血清分型

使用病原菌特异的分型血清进行玻片凝集，进行血清分型。

分离到的非伤寒沙门菌、致泻性大肠埃希菌、霍乱弧菌、副溶血弧菌、志贺菌、小肠结肠炎耶尔森菌等均需进行血清分型。

2. 菌株毒力基因鉴定

使用水煮法粗提菌株 DNA 或使用细菌基因组提取试剂盒提取菌株 DNA，使用普通 PCR 进行菌株毒力基因检测。

致泻性大肠埃希菌、空肠弯曲菌、回肠弯曲菌、小肠结肠炎耶尔森菌、假结核耶尔森菌等菌株需进行菌株的 PCR 检测。

五、菌种的保存

对于分离到的可疑菌落，无论是否得到明确的鉴定结果，都应保存，至少一式三份，分别做自留保存、上送总菌种库、质控考核备用。

六、注意事项

（1）涉及活菌的相关操作应在 BSL-2 级实验室的生物安全柜中进行。

（2）检测过程中使用的样品、用具以及其他具有潜在污染的物品应当按照具有传染性的物质进行消毒处理。

（3）操作人员须经过生物安全以及专业技术培训，并通过生物安全考核以及实验室考核方可上岗。

（4）实验室标本接收人员应当检查送达标本，拒收不合格标本，同时通知临床重新采集。

（5）监测记录冰箱、培养箱的温度，保证其波动范围不超过 1 ℃。

（6）所有试剂盒应在有效期内使用，不同批号的试剂不可混用。

（7）每一批试验都应用标准菌株作为阳性对照，用以控制环境、仪器、培养基以及试剂质量。如果标准菌株未显示预期结果，则本次试验视为失败，应查找原因重新进行试验。

（夏胜利　王鸣柳　王鑫　景怀琦）

第二章 非伤寒沙门菌

第一节 基 本 特 征

一、病原学特征

沙门菌是主要肠道病原菌之一，为革兰阴性短小杆菌，兼性厌氧，对营养要求不高，有动力，无荚膜，不发酵乳糖。根据 O 及 H 抗原组成不同分为不同的血清型，目前已发现 2 500 多个血清型[1,2]，绝大多数血清型可引起人类疾病，其中伤寒、副伤寒沙门菌可引起伤寒、副伤寒[3]，其他沙门菌血清型主要引起人类腹泻或食物中毒事件，统称非伤寒沙门菌。非伤寒沙门菌在外环境及动物中广泛存在，其宿主范围较广，既可感染动物也可感染人类，是主要的人畜共患病之一[4]。不同国家优势血清型差别较大，但多数地区报告肠道沙门菌肠道亚种的鼠伤寒血清型（常称为鼠伤寒沙门菌，*Salmonella* Typhimurium）和肠道沙门菌肠道亚种肠炎血清型（肠炎沙门菌，*S.* Enteritidis）最常见[5-8]。

非伤寒沙门菌的自然贮存宿主主要包括家禽、家畜、啮齿类动物、两栖动物及小鸡、狗和猫等宠物[9-13]；人慢性携带者很少见，但动物和鸟类很普遍。

二、临床表现

沙门菌感染以腹泻为主，主要表现为突起腹泻，伴有或不伴腹痛、恶心、呕吐和头痛，发热常见。厌食和腹泻通常持续数天，可严重脱水，特别是婴儿和老年人。感染初期表现为上述急性小肠结肠炎症状，有些可发展为败血症或局灶性感染。偶尔感染局限于身体某一组织，形成脓肿和引起脓毒性关节炎、胆囊炎、心内膜炎、脑膜炎、心包炎、肺炎、脓皮病或肾盂肾炎[14-16]。除年幼、体弱、老人、过度劳累和免疫缺陷或抑制者感染较严重外[17]，很少见死亡病例。但沙门菌病发病率较高，因此疾病负担较重[18-20]。

三、流行病学特征

因为报告系统完善，北美和欧洲等地区报告沙门菌感染病例较多[21, 22]，美国每年报告病例数为 200 万～400 万例。由于该病通过污染食物，主要是动物性食品传播，故被列为食源性疾病。目前，沙门菌是全球范围导致急性食源性疾病的首要因素。在发达国家，沙门菌也是各类病原微生物（包括病毒、寄生虫以及细菌）引起腹泻并导致死亡的最常见的一类，占细菌性腹泻病原的第一或第二位[23-25]。如自 2008 年 4 月起，美国 43 个州和首都华盛顿哥伦比亚特区暴发圣保罗沙门菌，报告实验室确诊病例超过 1 400 例；丹麦暴发 15 年来最大规模的沙门菌病疫情，全国有 3 000～4 000 人受到感染。在我国，食源性传染病也屡见不鲜。据突发公共卫生事件报告管理信息系统统计，2005—2008 年，我国共报告沙门菌食物中毒 108 起，5 753 人发病（平均每起 53 人），死亡 2 人。2007 年，某地区调查了 50 起腹泻病暴发，10 起由沙门菌引起。由于我国沙门菌感染被列入《中华人民共和国传染病防治法》规定的丙类传染病中其他感染性腹泻，故缺少人群沙门菌感染的具体数据。据不完全统计，发达地区每年沙门菌引起的感染性腹泻或食物中毒患者至少几万例。在其他发展中国家，由于医疗卫生水平低以及民众对公共卫生知识的了解较少，沙门菌感染形势非常严峻。据估计，在发展中国家，每年由于腹泻导致死亡的人数高达二三百万，其中沙门菌感染所占比例高达 30%。

婴儿和幼儿沙门菌感染率最高。沙门菌胃肠炎可在一般人群中小规模暴发，60%～80% 的病例为散发；但医院、托幼机构、餐馆和疗养院大规模暴发事件并不少见，通常是因为食物在源头被污染造成，其次是通过患者或携带者加工处理食物过程中污染食物而传播；也可能发生人与人传播。

沙门菌通过摄入被感染动物性食品，或摄入被感染动物或人粪便污染的食物而传播，包括受污染的、生的和未熟透的鸡蛋/蛋制品，生奶/奶制品，肉/肉制品，禽/禽制品以及受污染的水。此外，宠物龟[26]、蜥蜴和小鸡，以及未经消毒的动物源性药物都可能是潜在的传染源。食用污染的生水果和蔬菜亦可引起该病暴发。用受污染的容器以及肉糜、鱼粉和骨头制作食物、肥料时，可感染给农场动物，在饲养和宰杀这些动物过程中造成细菌传播。人与人的粪-口传播很重要，尤其是在发生腹泻时；婴儿和粪便失禁的成人传播疾病危险大于无症状携带者。尽管有几个血清型的较少菌量借助载体稀释胃酸就能引起感染，但通常摄入的菌量需要超过 100～1 000 个才会引起感染。在美国，肠炎沙门菌污染鸡和鸡蛋是大部分暴发的原因，也引起散在病例。病原体可在多种食物中繁殖，尤其是在牛奶中可达到很高的感染剂量；食物准备过程中温度掌握不好和食物加工过程的交叉污染是最重要的危险因素。粪便污染未经氯消毒处理的公共供水系统可引起大范围的暴发。另外，特别需要关注共同食物成分污染引起的跨地域的暴发[27]。

目前基于实验室的沙门菌监测发现，我国沙门菌感染存在于家庭内及共同用餐引起的小型暴发，但大部分为散发病例，难以发现共同暴露来源或暴露史。在某些地区，进食鼠伤寒沙门菌污染的皮蛋及肠炎沙门菌、韦太夫雷登沙门菌污染的凉拌肉类熟食是引起小型暴发的主要原因。水源性及接触传播尚未见报道。

沙门菌感染的潜伏期为 6～72 h，通常为 12～36 h。患者感染的全过程均具有传染性，但时间差异较大，几天到几个星期不等。暂时带菌状态有时会持续数月，特别是婴儿。根据血清型不同，大约 1% 的成人和 5% 的 5 岁以下儿童排出病原体时间可达 1 年。沙门菌感染多见于夏秋季。

参考文献

［1］BRENNER F W, VILLAR R G, ANGULO F J, et al. *Salmonella* nomenclature［J］. J Clin Microbiol, 2000, 38(7): 2465 – 2467.

［2］KAUFFMANN F. Serological diagnosis of *Salmonella*-species, Kauffmann-White-Schema［M］. Copenhagen: Munksgaard, 1972.

［3］CRUMP J A, LUBY S P, MINTZ E D. The global burden of typhoid fever［J］. Bull WHO, 2004, 82: 346 – 354.

［4］HOFMANN E L. Nontyphoidal *Salmonellosis*［J］. Clin Infect Dis, 2001, 32: 263 – 269.

［5］HERIKSTADl H, MOTARJEMI Y, TAUXE R V. *Salmonella* surveillance: a global survey of public health serotyping［J］. Epidemiol Infect, 2002, 129: 1 – 8.

［6］AROON B, SRIRAT P, CHAIWAT P, et al. *Salmonella* Serovars from humans and other sources in Thailand, 1993 – 2002［J］. Emerg Infect Dis, 2004, 10(1): 131 – 136.

［7］RAN L, WU S, GAO Y, et al. Laboratory-based surveillance of nontyphoidal *Salmonella* infections in China［J］. Foodborne Pathog Dis, 2011, 8(8): 921 – 927.

［8］HENDRIKSEN R S, MIKOLEIT M, CARLSON V P, et al. WHO Global *Salm*-Surv external quality assurance system for serotyping of *Salmonella* isolates from 2000 to 2007［J］. J Clin Microbiol, 2009, 47(9): 2729 – 2736.

［9］CDC. *Salmonellosis* associated with Pet Turtles—Wisconsin and Wyoming, 2004［J］. MMWR Morb Mortal Wkly Rep, 2005, 54(9): 223 – 236.

［10］FRANCO A, HENDRIKSEN R S, LORENZETTI S, et al. Characterization of *Salmonella* occurring at high prevalence in a population of the land iguana Conolophus subcristatus in Galápagos Islands, Ecuador［J］. PLoS One, 2011, 6(8): e23147.

［11］MERMIN J, HUTWAGNER L, VUGIA D. Reptiles, amphibians, and human *Salmonella* infection: a population-based, case-control study［J］. Clin Infect Dis, 2004, 38(Suppl 3): S253 – 261.

［12］PEDERSEN K, LASSEN-NIELSEN A M, NORDENTOFT S, et al. Serovars of *Salmonella* from captive reptiles［J］. Zoonoses Public Health, 2009, 56(5): 238 – 242.

［13］GAY N, LE HELLO S, WEILL F X. *Salmonella* serotypes in reptiles and humans, French Guiana［J］. Vet Microbiol, 2014, 170(1 – 2): 167 – 171.

［14］AKKOYUNLU Y, CEYLAN B, IRAZ M, et al. Muscle abscess due to *Salmonella* Enterica［J］. Iran Red Crescent Med J, 2013, 15(7): 605 – 607.

［15］CAN F, DEMIRBILEK M, ERDEM B, et al. A purulent pericarditis caused by *Salmonella* typhimurium［J］. J Med Microbiol, 2004, 53(Pt 10): 1051 – 1052.

［16］LEE W S, PUTHUCHEARY S D, OMAR A. *Salmonella* meningitis and its complications in infants［J］. J Paediatr Child Health, 1999, 35(4): 379 – 382.

［17］YODPROM R, PATHANAPITOON K, KUNAVISARUT P, et al. Endogenous endophthalmitis due to *Salmonella* choleraesuis in an HIV-positive patient[J]. Ocul Immunol Inflamm, 2007, 15(2): 135 – 138.

[18] MAJOWICZ S E, MUSTO J, SCALLAN E, et al. The global burden of nontyphoidal *Salmonella* gastroenteritis[J]. Clin Infect Dis, 2010, 50(6): 882 – 889.

[19] CHEN P L, LI C Y, HSIEH T H, et al. Epidemiology, disease spectrum and economic burden of non-typhoidal *Salmonella* infections in Taiwan, 2006 – 2008[J]. Epidemiol Infect, 2012, 140(12): 2256 – 2263.

[20] COBURN B, GRASSL G A, FINLAY B B. *Salmonella*, the host and disease: a brief review[J]. Immunol Cell Biol, 2007, 85(2): 112 – 118.

[21] PATRICK M E, ADCOCK P M, GOMEZ T M, et al. *Salmonella* enteritidis infections, United States, 1985 – 1999[J]. Emerg Infect Dis, 2004, 10(1): 1 – 7.

[22] HERIKSTAD H, HAYES P, MOKHTAR M, et al. Emerging quinolone-resistant *Salmonella* in the United States[J]. Emerg Infect Dis, 1997, 3(3): 371 – 372.

[23] VAILLANT V, DE VALK H, BARON E, et al. Foodborne infections in France [J]. Foodborne Pathog Dis, 2005, 2(3): 221 – 232.

[24] RAVEL A, DAVIDSON V J, RUZANTE J M, et al. Foodborne proportion of gastrointestinal illness: estimates from a Canadian expert elicitation survey[J]. Foodborne Pathog Dis, 2010, 7(12): 1463 – 1472.

[25] SCALLAN E, HOEKSTRA R M, ANGULO F J, et al. Foodborne illness acquired in the United States—major pathogens[J]. Emerg Infect Dis, 2011, 17(1): 7 – 15.

[26] GAFFGA N H, BARTON B C, ETTESTAD P J, et al. Outbreak of *Salmonellosis* linked to live poultry from a mail-order hatchery[J]. N Engl J Med, 2012, 366(22): 2065 – 2067.

[27] 赵普, 杨晓蓉, 徐耀方, 等. 2007 年四川省鼠伤寒沙门菌 PFGE 分型及溯源 [J]. 预防医学情报杂志, 2009, 25(12): 987 – 989.

（闫梅英　王鸣柳　董柏青　阚飙）

第二节 检测技术

一、标本检验程序

非伤寒沙门菌标本检验程序见图 2 – 2 – 1。

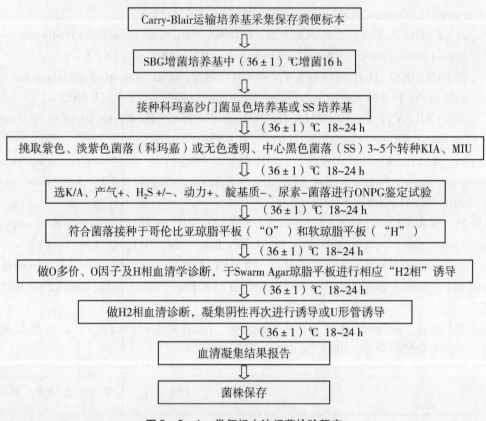

图 2 – 2 – 1 粪便标本沙门菌检验程序

二、标本的采集、保存及运输

(一) 标本采集

本方案所采集的标本仅限于粪便。

一般在发病 3 日内采集，尽量采集用药前自然排便样本，若采样时患者无便或患者是婴幼儿，则可采用肛拭法。优先采集就诊时未使用过抗生素的病例标本，并填写患者信息个案登记表。

可以先使用干净的食品袋或纸杯盛接粪便，用无菌棉拭子分别在大便中可疑部分多点蘸取并旋转棉拭子使全部拭子蘸满大便（如有脓血或黏液应挑取脓血、黏液部分，液体粪便应取絮状物，使棉拭表面布满粪便），将拭子插入装有 Carry-Blair 运输培养基的外螺旋盖采样管中（注意培养基应埋住粪便拭子），接触的棉签尾部在管口处折断丢弃，旋紧管盖并密封。编号后将采样管置于 4 ℃冰箱或冷藏包中保存，但不应超过24 h。

若患者不能排便，可用专用采样拭子或采便管插入肛门 4～5 cm 深处（小儿 2～3 cm），轻轻转动一圈取出（注意观察棉签上应沾有粪便），将拭子插入装有 Carry-Blair 运输培养基的 50 mL 外螺旋盖采样管中（注意培养基应埋住粪便拭子），接触的棉签尾部在管口处折断丢弃，旋紧管盖并密封。编号后将采样管置 4 ℃冰箱或冷藏包中保存。采集的样本尽快送至实验室进行检测，在 4 ℃条件下保存应不超过 24 h。

采集粪便时要注意勿将尿液或水混入。

（二）标本的保存与转运

采集的标本置于冷藏包（配备冰排），在 24 h 内运送至监测点实验室。防止容器破碎、洒漏、颠倒，注意生物安全防护。对于暴露于极端温度下且没有按时送达实验室的样品，以及用不适当的防腐剂（如福尔马林或 PVA）处理的样品不予受理。对于检测剩余标本，加入终体积为 50% 的甘油冻存于 −80 ℃。

三、分离、鉴定标准操作程序

分离培养是诊断非伤寒沙门菌感染的金标准。对于人源非伤寒沙门菌感染，通常进行粪便分离培养及鉴定。为增加沙门菌检测率，可用选择性增菌肉汤进行增菌，以恢复沙门菌的活力。一般推荐使用 SBG 增菌法[1-3]。具体操作如下。

1. 增菌

取一根粪便拭子转入 SBG 增菌培养基中，（36±1）℃增菌 16 h。拭子沾取适量粪便标本即可，不宜取太多放入肉汤中，标本量太大将导致肠道菌的过度生长，放入（36±1）℃培养箱（非 CO_2）孵育 18～24 h。

2. 可疑菌落筛选

（1）用 10 μL 接种环取菌液划线接种于科玛嘉沙门菌显色培养基，放入（36±1）℃孵育 18～24 h。取增菌培养液一环接种沙门菌科玛嘉显色培养基或 SS 培养基上，（36±1）℃培养 18～24 h。目前已不再首选推荐 SS 培养基分离培养沙门菌，因此 SS 培养基选择性分离方法仅作备用之选。

（2）取培养过夜的平板，观察有无沙门菌样可疑菌落：挑取直径为 2～4 mm 的紫色、淡紫色菌落（科玛嘉）或周边无色透明、中心黑色的菌落（SS）转种 KIA、MIU 生化筛选培养基，（36±1）℃培养 18～24 h。每个平板需要至少 3～5 个形态可疑菌落。

表 2 − 2 − 1 展示了在其他选择性平板上沙门菌属各亚种的菌落特征。

表 2 - 2 - 1　沙门菌各亚种在不同选择性平板上的菌落形态

选择性琼脂平板	亚种Ⅰ、Ⅱ、Ⅲb、Ⅳ、Ⅴ	亚种Ⅲa（即亚利桑那菌）
BS 琼脂	产 H_2S 菌落为黑色，有金属光泽、棕褐色或灰色，菌落周围培养基可呈黑色或棕色；有些菌株不产 H_2S，形成灰绿色菌落，周围培养基不变	黑色有金属光泽
DHL 琼脂	无色半透明；产 H_2S 菌落中心带黑色或几乎全黑色	乳糖迟缓阳性或阴性的菌株，与亚种Ⅰ、Ⅱ、Ⅳ、Ⅴ相同；乳糖阳性的菌株为粉红色，中心带黑色
HE 琼脂	蓝绿色或蓝色；多数菌株产 H_2S，菌落中心黑色或几乎全黑色	乳糖阳性的菌株为黄色，中心黑色或几乎全黑色；乳糖迟缓阳性或阴性的菌株为蓝绿色或蓝色，中心黑色或几乎全黑色
SS 琼脂	无色半透明；产 H_2S 菌株有菌落中心带黑色，但不如以上培养基明显	乳糖迟缓阳性或阴性的菌株，与亚种Ⅰ、Ⅱ、Ⅳ、Ⅴ相同。乳糖阳性的菌株为粉红色，中心黑色；中心无黑色形成时与大肠埃希菌不能区别

　　（3）选 K/A、产气 +、H_2S + ／ -、动力 +、靛基质 -、尿素 - 的菌落进行 ONPG 鉴定试验（见表 2 - 2 - 2）。

表 2 - 2 - 2　肠杆菌科各属在 KIA 内的反应结果

斜面	底层	产气	H_2S	可能的菌属和种
红	黄	+ ／ -	+	沙门菌属、弗劳地枸橼酸杆菌、变形杆菌属、缓慢爱德华菌
红	黄	+ ／ -	+	沙门菌Ⅲ、弗劳地枸橼酸杆菌、普通变形杆菌
红	黄	+	-	沙门菌属、大肠埃希菌、蜂窝哈夫尼亚菌、摩根菌、普罗菲登斯菌属
红	黄	-	-	伤寒沙门菌、鸡沙门菌、志贺菌属、大肠埃希菌、蜂窝哈夫尼亚菌、摩根菌、普罗菲登斯菌属
黄	黄	+ ／ -	-	大肠埃希菌、肠杆菌属、克雷伯菌属、沙雷菌属、弗劳地枸橼酸杆菌

　　注：+：阳性；-：阴性；+／-：多数阳性，少数阴性。

（4）选取 ONPG 鉴定阴性者进行生化鉴定加以确认[4-6]。生化鉴定可将沙门菌从其他肠杆菌鉴别出来，也可用于 6 种肠道沙门菌亚种的鉴别以及肠道沙门菌和邦戈尔沙门菌的鉴别（见表 2-2-3）。

表 2-2-3　丙型副伤寒沙门菌及有关菌型的生化鉴别试验

菌　名	O	H		KIA				卫茅醇	黏液酸	阿拉伯糖	枸橼酸盐	蕈糖（海藻糖）	甘油品红肉汤
		1	2	斜面	底层	产气	H₂S						
丙型副伤寒沙门菌 S. Paratyphi. C	6,7[Vi]	c	1,5	红	黄	+	+	+	–	(+)	+	(+)	–
猪霍乱沙门菌 S. Choleraesuis	6,7	[c]	1,5	红	黄	+	(–)	(–)	–	–	+	–	–
猪霍乱沙门菌亚种 孔成道夫沙门菌 S. Choleraesuis Var Kunzendorf	6,7	c	1,5	红	黄	+	+	(–)	–	–	+	–	–
猪霍乱沙门菌亚种 迪卡特沙门菌 S. Choleraesuis Var Decatur	6,7	c	1,5	红	黄	+	+	+	+	+	+	+	+
猪伤寒沙门菌 S. Typhisuis	6,7	c	1,5	红	黄	+	–	–	–	+	–	(+)	–

注：+：阳性；–：阴性；（+）：大部分阳性；（–）：大部分阴性。

3. 血清学凝集试验

将生化鉴定为沙门菌的菌株进行血清玻片凝集试验，操作过程如下：

（1）菌株接种于哥伦比亚琼脂平板及软琼脂平板表面中央，（36±1）℃培养过夜。

（2）哥伦比亚琼脂平板菌落进行 O 多价、O 因子血清凝集，定 O 抗原型。

（3）取软琼脂周边扩散菌苔做 H 相多价、单价血清诊断，确定 H1 相抗原。

（4）H1 相凝集阳性者，用该相诱导血清 1 滴于 6 cm 平板中，倾入 50 ℃ 8 mL Swarm Agar 琼脂，轻柔混匀，放置待凝固；盖在上面（36±1）℃培养过夜，诱导相应的 H2 相。

（5）从软琼脂边缘挑取少许菌苔，点种于 Swarm Agar 软琼脂平板中央表面，（36±1）℃培养过夜。

（6）证实已知的 O 相与 H 相结果，参照沙门菌血清分型表，挑取 Swarm Agar 软琼脂呈扩散生长的菌苔边缘，依据常见"血清模式"诊断第 2 相，若仍不凝集再行诱导或 U 管诱导。

（7）沙门菌分型诊断血清的品牌认可度和良好的使用习惯与诊断结果之间有很大的关系，有条件的实验室可准备 2 套以上血清（其中包含 1 套进口血清）用于疑难菌株的血清比对。

（8）推荐使用规范格式的沙门菌血清型的中英文报告方式。例如：检出肠炎沙门菌（血清型）*Salmonella* enterica serovars Enteritidis（*S.* Enteritidis）[7,8]。

4. 系统生化鉴定

使用系统生化检测板进行鉴定试验。

5. 报告结果

根据 2008 年第 9 版 Kauffmann-White 沙门菌抗原表[9]，生化和血清学符合沙门菌特征者报告最终的血清型。

少数生化和血清变种的报告须经国家级专业实验室最终鉴定。

6. 菌株保存和定期上送

4 ℃半固体培养基保存菌种至少 2 套（穿刺接种后 36 ℃培养过夜即可）或 30% 甘油肉汤冻存管 –70 ℃保存菌株至少 2 套。按照方案要求定期上送。

参考文献

［1］WHO GLOBAL SALM-SURV. Laboratory Protocol：Isolation of *Salmonella*［M］. 5th ed. Atlanta：USCDC，2007.

［2］WHO GLOBAL SALM-SURV. Laboratory Protocol WHO GSS-South America Institute［M］. Argentina：Malbran，2008.

［3］赵冰，杨兰萍，黄峥，等. 沙门菌监测基于细菌学技术的关键点研究和控制［J］. 疾病监测，2010，25(6)：451 – 455.

［4］EDWARDS P R，EWING W H. Identification of enterobacteriaceae［M］. 2nd ed. Minneapolis：Burgess Publishing Co，1962.

［5］MACFADDIN J. Biochemical tests for the identification of medical bacteria［M］. Philaddphia：Williams & Wilking Co，1976：35 – 40.

［6］FAULKNER W R，KING J W. Manual of clinical laboratory practices［M］. Cleveland：Chemical Rubber Co，1970：291.

［7］BRENNER F W，VILLAR R G，ANGULO F J，et al. *Salmonella* nomenclature［J］. J Clin Microbiol，2000，38(7)：2465 – 2467.

［8］KAUFFMANN F. Serological diagnosis of *Salmonella*-species，Kauffmann-White-Schema［M］. Copenhagen：Munksgaard，1972.

［9］PATRICK A D. GRIMONT，WEILL F X. Antigenic formulae of the *Salmonella* serovars［M］. 9th ed. France：Institut Pasteur，WHO Collaborating Center for Reference and Research on Salmonella，2007.

（闫梅英　王鸣柳　夏胜利　阚飙）

第三章　志　贺　菌

第一节　基　本　特　征

一、概述

志贺菌（*Shigella*），也称痢疾杆菌，是一类革兰阴性、不活动、不产生孢子的杆状细菌，耐寒，能在普通培养基上生长，形成中等大小、半透明的光滑型菌落，在肠杆菌选择性培养基上形成无色菌落。可引起人和其他哺乳类动物细菌性痢疾。1897 年，由日本细菌学家志贺洁发现[1]。志贺菌仅感染人类和类人猿[2,3]，导致细菌性痢疾[4]，但不引起其他类哺乳动物发病[5]。志贺菌是世界范围内导致人类腹泻的一个重要的病原菌，由于缺乏足够的资料，保守估计每年全球有 9 000 万人感染，约 10 万人死亡，绝大部分病例集中在发展中国家的儿童[6]。

二、分类学

本属包含 4 个种，即 4 个血清型。从生化角度来说难以将本属与大肠埃希菌区分；从基因序列来看，它也属于大肠埃希菌的品系；从病理学角度上，大肠埃希菌也有一些菌株可造成类似的细菌性痢疾。但出于避免医学界的混淆考虑，仍沿用旧有名称。它会制造一种能杀死细胞的毒素，称为"志贺毒素"，可造成出血性腹泻。

志贺菌属由 4 种血清型组成：A 群为痢疾志贺菌（*S. dysenteria*），B 群为福氏志贺菌（*S. flexneri*），C 群为鲍氏志贺菌（*S. boydii*），D 群为宋内志贺菌（*S. sonnei*）。A、B 和 C 群可进一步按阿拉伯数字和小写字母（如福氏志贺菌 2a）分为 15[7]、14 和 19[8] 个血清型和亚型。宋内志贺菌（D 群）只有 1 个血清型。志贺菌穿透上皮细胞需要特定的致病质粒存在。人感染剂量低（志愿者试验 10 ～ 100 个菌就可以引起发病）。A、B 和 C 群志贺菌的生化特征类似，只有 D 群在生化代谢途径方式与前三类不同[9]。前三类志贺菌是导致细菌性痢疾的主要致病菌。福氏志贺菌是世界范围内最常见的志贺菌，发展中国家 60% 的病例是由该群引起；发达国家 77% 的病例由宋内志贺菌引起，而在发展中国家仅为 15%；痢疾志贺菌经常引起细菌性痢疾的流行，特别是在人口聚集的区域如难民营[6]。

每个志贺菌的基因组都包含一个毒性质粒编码毒力相关的基因簇。志贺染色体基因组绝大部分基因与 *E. coli* K12、MG1655 相同[10]，进化分析显示，志贺菌被认为是大肠埃希菌的一个分支，而且一些被认为是特殊的大肠埃希菌如 EHEC O157∶H7 归为志贺菌属更为合适。

三、病原学特征

（一）形态结构

志贺菌是一类革兰阴性杆菌，菌体短小，无芽孢，无荚膜，无鞭毛，有菌毛。胞质中存在大小两种质粒，与该菌的侵袭性和耐药性有关。其大质粒与肠侵袭型大肠埃希菌（EIEC）有同源性。

（二）抗原成分

志贺菌无 H 抗原，有 O 抗原，部分菌种有 K 抗原。O 抗原是志贺菌分类的依据，有群特异性和型特异性两种抗原，根据生化反应和 O 抗原的不同，志贺菌属可分为 4 个血清群（A、B、C、D）和 40 余个血清型。O 抗原是一种多糖复合物，耐热，加热 100 ℃ 60 min 不被破坏。K 抗原在分类上无意义。K 抗原存在时能阻断 O 抗原与相应抗血清的凝集作用。加热 100 ℃ 60 min 可消除 K 抗原对 O 抗原的阻断作用。

（三）变异性

1. S-R 变异
宋内志贺菌的菌落由光滑型变为粗糙型称为 S-R 变异，此外尚伴有生化特征、抗原构造及致病性的变异，而出现不典型菌株。从细菌性痢疾恢复期或慢性患者中常可分离到不典型菌株。

2. 耐药性变异
志贺菌于 20 世纪 50 年代首先出现对磺胺的耐药性，在 70 年代和 80 年代分别出现对四环素和氨苄西林的耐药性，最近又出现对 SMZ-TMP 的耐药性。志贺菌多重耐药性日趋严重，已成为一个严重的医学问题。

（四）培养特性

志贺菌兼性厌氧，最适生长温度为 37 ℃，最适 pH 为 7.2～7.4。本属细菌对营养的要求不高，能在普通培养基上生长。在肠道鉴别培养基上形成乳糖不发酵、中等大小、无色半透明的菌落，志贺菌属中的宋内志贺菌常形成粗糙型菌落。

（五）抵抗力

本属细菌对理化因素的抵抗力较其他肠杆菌科细菌为低。在 1% 石炭酸中，15～30 min 和加热 60 ℃ 10 min 即被杀死，对酸较敏感，在运送时须使用含有缓冲剂的培养基。

四、致病性

志贺菌通过肠道（粪－口污染）感染，由于宿主年龄和宿主条件的不同，100个以下的志贺菌即可引起感染[11]。志贺菌导致盲肠和直肠肠道黏膜的上皮细胞破坏。有些菌株产生志贺肠毒素，这类似于大肠埃希菌O157∶H7和其他产毒的肠毒素[9]。志贺毒素和肠毒素与引起溶血性尿毒症综合征有关。如上所述，这些所谓的大肠埃希菌菌株至少部分实际上与志贺菌更密切，而不是所谓的"典型"大肠埃希菌。

志贺菌通过淋巴小结相关上皮细胞（M-cells）或称微皱褶细胞（microfold-cell）入侵主小肠肠道上皮细胞，它们不与顶端的上皮细胞表面相互作用，而是作用于基底外侧[12]。志贺菌利用Ⅲ型分泌系统分泌毒力因子蛋白作用于人体靶细胞。毒力因子蛋白可以改变靶细胞的代谢，例如导致细胞溶解或增强志贺菌的能动性使其进入宿主细胞，IcsA效应蛋白触发肌动蛋白重组，由N-WASP聚集Arp 2/3复合物帮助志贺菌细胞间传播。入侵后，志贺菌在细胞内繁殖并扩散到相邻的上皮细胞，导致组织破坏和细菌性痢疾[13,14]。

细菌性痢疾的主要症状是腹泻、发热、恶心、呕吐、胃痉挛、肠胃气胀，一般也会引起剧烈的肠蠕动；便内容物包含血液、黏液或脓；在极少数情况下，幼儿可能会发生癫痫的症状。感染后大约1周才可能出现症状，绝大多数在感染后2～4 d即出现症状，症状通常持续数天，甚至可以持续数周。志贺菌是涉及全球反应性关节炎的致病原因之一[15]。

五、诊断

细菌性痢疾的诊断是通过对粪便分离培养，分解葡萄糖，产酸不产气。VP试验（vope-prokauer test）阴性，不分解尿素，不形成硫化氢，不能利用枸橼酸盐作为碳源。宋内志贺菌能迟缓发酵乳糖（37 ℃ 3～4 d）[16]。

六、流行病学特征

1. 流行现状

志贺菌引起的细菌性痢疾在全球范围流行；志贺菌病每年引起约60万人死亡。2/3的病例和大多数死亡病例是10岁以下的儿童，6个月以下婴儿发病少见。家庭成员二代发病率可达40%。暴发常发生于个人卫生差和拥挤的环境中，如监狱、儿童机构、托儿所、精神病院和拥挤的难民营，以及男性同性恋。志贺菌病在热带和温带呈地方性流行；即使在发达地区，报告病例也只占病例的一小部分。4个血清群志贺菌的地区分布及其致病力因地区不同而异。

一种以上血清型经常在社区同时出现，可与其他肠致病菌引起混合感染。总体来说，福氏志贺菌、鲍氏志贺菌、痢疾志贺菌占发展中国家分离菌株的大多数，特别是痢疾志贺菌 I 型，可引起细菌性痢疾较大的暴发。宋内志贺菌在工业化国家最常见，疾病通常较轻。随着抗生素的广泛应用，全球范围内出现多重耐药志贺菌（包括痢疾志贺菌），但各地差别较大。

2. 传染源与宿主

尽管灵长类动物中可发生迁延性暴发，但人是志贺菌唯一的有意义的贮存宿主。

3. 传播途径

志贺菌主要从有症状的患者或短暂的无症状携带者，通过直接或间接的粪 – 口途径传给他人。通过摄入污染食物或水以及人与人接触而获得感染。感染剂量可低至 10 ～ 100 个菌。导致传播的人，主要是由于排便后没有很好地清洁手部和指甲缝隙造成的，他们可能是通过直接接触他人或间接通过污染食物而感染他人。直接的粪便污染可导致水和奶的传播；苍蝇可将厕所里的菌转移到无遮盖的食物上。

4. 潜伏期

通常为 1 ～ 3 d，但也可能为 12 ～ 96 h 之间；痢疾志贺菌 I 型的潜伏期可长至 1 周。

5. 传染期

传染期为从急性感染至粪便不再排菌，通常在发病后 4 周内均具有传染性。无症状携带者可以感染他人；偶尔携带状态可持续数月或更长时间。适当的抗菌治疗可减少带菌持续时间至几天。

6. 易感性

人群普遍易感。摄入少量菌即可造成感染；地方性流行区，低年龄儿童比成人发病更重，成人感染后可能没有症状。老年人、虚弱者和所有年龄段的营养不良者较易出现严重病例和死亡病例。母乳喂养对婴儿和低龄儿童是保护因素。

七、预防和治疗

处理食物前彻底洗手和食物烹饪完全成熟再食用可以减少发生细菌性痢疾的风险[17]。可以用氨苄西林或氟喹诺酮类治疗严重的痢疾，如环丙沙星、诺氟沙星等，同时还需要补液。治疗只用于重症病例或针对某些有轻微症状的特殊人群（如老年人、免疫功能不全的人、食品服务行业人员、儿童保健人员），避免对轻症病例使用抗生素。由于志贺菌对某些抗生素产生耐药，如果不合理使用，可能会导致更耐药的菌株产生，从而可能会加重病情[18]。对于志贺菌相关的腹泻，抗生素可以缩短感染的时间[19]。

目前，没有许可的针对志贺菌的疫苗。志贺菌疫苗一直是 WHO 疫苗研发重点之一，几个候选疫苗还在研发[6]。

参考文献

[1] YABUUCHI E. *Bacillus dysentericus* 1897 was the first rather than *Bacillus dysenteriae* 1898[J]. Syst Evol Microbiol, 2002, 52(3)：1041.

[2] POTTER J F. Water recreation and disease：Plausibility of associated infections：

Acute effects, sequelae and mortality, by Kathy Pond[M]. London and Seattle: IWM Publishing in Association with WHO, 2006: 239.

[3]INFECTIOUS DISEASES WORKING GROUP. Transmissible disease handbook[DB/CD]. European Association of Zoo and Wildlife Veterinarians, 2010.

[4]CEDRIC M, JOHN P, IVAN R, et al. Medical microbiology[M]. Missouri: C V Mosby, 1998.

[5]RYAN K J, RAY C G. Sherris medical microbiology: an introduction to infectious diseases[M]. 4th ed. New York: McGraw-Hill Medical, 2004.

[6] WORLD HEALTH ORGANIATION. Diarrhoeal diseases: *Shigellosis*. Initiative for Vaccine Research(IVR)[EB/OL]. World Health Organization, 2012 – 05 – 11. http://www.who. int/immunization/research/en/.

[7]ANSARUZZAMAN M, KIBRIYA A K, RAHMAN A, et al. Detection of provisional serovars of *Shigella dysenteriae* and designation as *S. dysenteriae* serotypes 14 and 15[J]. Clin Microbiol, 1995, 33(5): 1423 – 1425.

[8]杨正时，胡超文，陈坚，等. 鲍氏志贺氏菌的一个新血清型[J]. 微生物学报，1990, 30(4): 284 – 295

[9] HALE T L, KEUSCH G T. *Shigella*: structure, classification, and antigenic types [M]//Medical microbiology. 4th ed. Galveston, Texas: University of Texas Medical Branch, 1996.

[10]YANG F, YANG J, ZHANF X, et al. Genome dynamics and diversity of *Shigella* species, the etiologic agents of bacillary dysentery[J]. Nucleic Acids Research, 2005, 33 (19): 6445 – 6458.

[11]LEVINSON W E. Review of medical microbiology and immunology[M]. 9th ed. New York: McGraw-Hill Medical, 2006.

[12]MOUNIER J, VASSELON T, HELLIO R, et al. *Shigella flexneri* enters human colonic caco-2 epithelial cells through the basolateral pole[J]. Infect and Immun, 1992, 60 (1): 237 – 248.

[13]Kenneth T. *Shigella* and *Shigellosis*[DB/OL]. http: //textbookofbacteriology. net/ Shigella_ 2. html. 2009.

[14]TOSHIHIKO S, CHIHIRO S. Molecular basis of the intracellular spreading of *Shigella*[J]. Infect and Immun, 2001, 69(10): 5959 – 5966.

[15]HILL G, LILLICRAP J S, MARK S. Arthritis associated with enteric infection[J]. Clinical Rheumatology, 2003, 17(2): 219 – 239.

[16]ITO H, KIDO N, ARAKAWA Y, et al. Possible mechanisms underlying the slow lactose fermentation phenotype in *Shigella* spp. [J]. Applied and Environmental Microbiology, 1991, 57(10): 2912 – 2917.

[17]RAM P K, CRUMP J A, GUPTA S K, et al. Analysis of data gaps pertaining to *Shigella* infections in low and medium human development index countries, 1984 – 2005[J]. Epi-

demiology and Infection，2008，136(5)：577－603.

[18] CENTES FOR DISEASE CONTROL AND PREVENTION. *Shigellosis* ［EB/OL］. http://www. cdc. gov/shigella/general-information. html. 2012－02－11.

[19] CHRISTOPHER P R，DAVID K V，JOHN S M，et al. Antibiotic therapy for *Shigella* dysentery. Cochrane Database of Systematic Reviews［M］. Hoboken，New Jersey：John Wiley & Sons Ltd，2009.

（王勇　黄留玉）

第二节 检 测 技 术

一、志贺菌检测程序

志贺菌检测程序见图2-3-1。

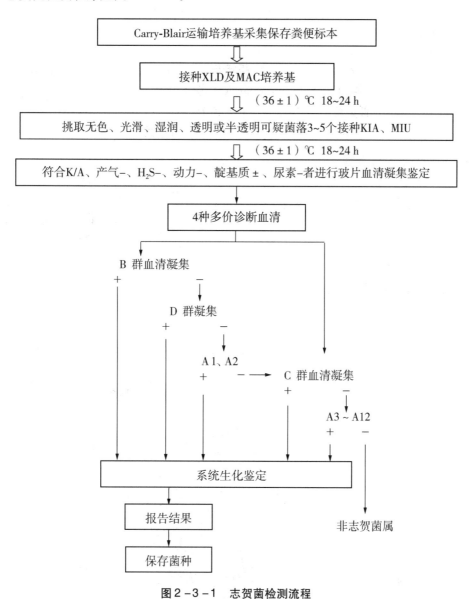

图2-3-1 志贺菌检测流程

二、试剂及培养基配制

1. 血清诊断试剂

志贺菌属诊断血清，包括志贺痢疾 4 种多价血清与 21 种志贺痢疾诊断血清。

2. 双糖铁琼脂斜面培养管

称量配制后煮沸，分装于 1.5 cm×10.0 cm 试管，5 毫升/管，加盖硅胶塞，110 ℃（8 磅）25 min 高压灭菌，高压后取出放置成斜面，底高 2.50 cm，斜面长 3.75 cm（为底高的 1.5 倍），4～8 ℃保存，2 周内使用。

3. MIU（动力–靛基质–尿素）琼脂培养管

按说明称量配制，115 ℃ 15 min 高压灭菌，同时高压灭菌 1.2 cm×10.0 cm 具"000"橡胶塞的试管；待高压下磅后，取出冷却至 45 ℃左右，按每 95 mL 培养基加入 5 mL 40% 尿素溶液，混匀后无菌分装于已高压过的小试管中，3 毫升/管，4～8 ℃保存，2 周内使用。

4. 半固体菌种保存管

称量多价蛋白胨（胰蛋白胨也可）1.5%、牛肉浸膏 0.3%、NaCl 0.5%、琼脂粉 0.4%，加水煮沸，冷却至 40 ℃左右，校正 pH 为 7.2～7.4，分装小试管，3 毫升/管，"000"橡胶塞，121 ℃ 15 min 高压灭菌，4～8 ℃储存备用。注意灭菌后盖紧橡胶塞，以防水分蒸发。

三、分离步骤和方法

（一）直接接种

如图 2-3-2 所示，用棉拭子的 4 个侧面分别沾涂 4 处。用接种环在沾涂的 4 处浓密划线，该处为菌苔。依据操作者的划线速度和习惯，如图 2-3-2 方向，或反方向，

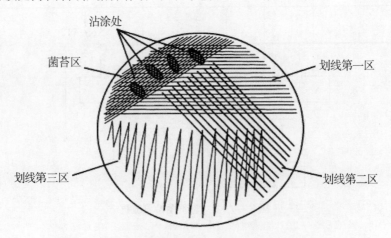

图 2-3-2　用采样棉签接种标本及划线分离平板示意

划线第一、第二或第三区，最终达到第三段划线区，应有 30～150 个单个菌落。划线分离 SS/XLD、MAC 平板各 1 块，置 37 ℃ 培养 18～24 h。

（二）平板结果观察及筛选

由 SS/XLD 或 MAC 37 ℃ 过夜平板上，用接种针挑取湿润、光滑、无色、半透明的 3～5 个可疑菌落，不要接触菌落底部，分别接种 KIA 和 MIU。先穿刺 KIA 底层，再在斜面上浓密划线，不需经火焰，直接接种 MIU。注意粗糙型宋内菌为边缘不圆整、不透明的扁平菌落。如 SS/XLD 平板上乳糖阴性菌落太小，可继续培养数小时，或过夜再做上述实验。

（三）初步生化鉴别

（1）下述培养物可以弃去：①在 KIA 斜面上呈蔓延生长的培养物；②在 18～48 h 内发酵乳糖的培养物（注意：宋内菌 3～5 d 迟缓分解乳糖）；③产生 H$_2$S 的培养物；④产气的培养物（注意：福氏志贺菌 6 型产少量的气）；⑤有动力的培养物；⑥尿素酶阳性的培养物。

（2）选取 K/A、H$_2$S－、M－、U－菌株，进行血清凝集试验。

（四）志贺菌血清学鉴定

生化反应初筛符合志贺菌属者，用志贺菌属诊断血清进行分群和分型鉴定（见表 2－3－1）。

表 2－3－1　志贺菌属抗原分类

菌　名	血清分类			生化特性	
	群	型	亚　型	甘露醇	鸟氨酸脱羧酶
痢疾志贺菌	A	1～12	1a、1b、1c、2a、2b、3a、3b、3c、4、4a、4b、4c、5a、5b	－	－
福氏志贺菌	B	1～6，x，y 变种		＋	－
鲍氏志贺菌	C	1～18		＋	－
宋内志贺菌	D	1		＋	＋

注：＋：阴性；－：阴性。

1. 方法与步骤

（1）挑取 KIA 或 TSI 生化反应符合痢疾菌的培养物，首先用 4 种多价血清做玻片凝集反应（4 种多价包括：A 群 1、2 型，B 群和 D 群）。凝集者用 B 群多价、D 群和 A1、A2 诊断血清分别凝集，阳性者再选用相应的群多价或单价因子血清做凝集。若多价血清不凝集，可能为 C 群或 A 群的 3～12 型，应使用 C 群的 4 种多价和 A 群另 3 种多价血清做玻片凝集。

（2）福氏多价血清凝集的菌株，可先用群 3，4、群 6 和群 7 三种因子血清检查，根据凝集反应结果再依次选用相应的型因子诊断血清做凝集（详见表2-3-2、表2-3-3）。

表2-3-2　福氏志贺菌的血清型鉴定

群因子诊断血清凝集反应			可能的血清型
3，4	6	7	
+	−	−	1a，2a，4a，5a，6，y
+	+	−	1b，3b，4b
+	−	+	2b *
−	+	+	3a
−	+	−	3c
−	−	+	1c，2b，4c，5b，x
−	−	−	4，6

注：+：凝集；−：不凝集。

表2-3-3　福氏志贺菌型和亚型的型抗原和群抗原鉴别

型和亚型	型抗原	群因子诊断血清凝集反应		
		3，4	6	7，8
1a	I	+	−	−
1b	I	+	+	−
1c	I	−	−	+
2a	II	+	−	−
2b	II	+	−	+
2b *	II	+	−	+
3a	III	−	+	+
3b	III	+	+	−
3c	III	−	+	−
4	IV	−	−	−
4a	IV	+	−	−
4b	IV	+	+	−
4c	IV	+	−	+
5a	V	+	−	−
5b	V	+	−	+
6	VI	(+)	−	−
x 变种		−	−	+
y 变种		+	−	−

注：+：凝集；−：不凝集；（+）：个别菌株系阴性反应。

近年来出现较多的志贺菌株有：F4（抗原式为Ⅳ：-）、4c（抗原式为Ⅳ：7,8）、3c（抗原式为Ⅲ：6）、1c（抗原式为Ⅰ：7,8）、2b＊（抗原式为Ⅱ：3,4；7）；该菌与群7因子血清试管凝集滴度超过诊断血清效价的一半，而群3,4达不到，且不与群3因子单克隆诊断血清凝集，暂以2b＊表示，以区别于2b（Ⅱ：7）菌株。

（3）若4种多价诊断血清凝集，与相应的多价、单价诊断血清均不凝集，且菌落较粗糙，应考虑宋内菌Ⅱ相（R相）。可用宋内菌Ⅱ相（粗糙型）诊断血清做凝集反应。

（4）宋内菌Ⅰ相菌株与类志贺邻单胞菌存在交叉凝集反应，注意用氧化酶试验加以鉴别。

（5）每次均需要做盐水凝集对照试验；尤其当发现较脆或较黏稠的菌落时，盐水对照可排除自凝菌。

（6）属于本地区未报道或极少见的志贺菌型，应慎重报告并送上一级实验室或国家级实验室复核确认。

2. 特别处理

（1）一般通过血清学试验，可鉴定到群、型或亚型，但遇到不典型志贺菌（与相应的诊断血清不凝集或凝集不完全）时，可处理如下：

取非典型菌株划线接种于营养琼脂平板，（36±1）℃ 18 h培育后，挑取数个菌落做玻片凝集，如不凝可继续传代，也可用琼脂斜面与肉汤替换传代，一般经5～10代后，有些菌恢复其凝集力，否则可排除志贺菌。

（2）有些新鲜分离的培养物（A、C、D群各血清型及B群的2a型、6型）生化符合志贺菌反应，但与志贺菌属诊断血清不发生凝集，应考虑可能存在K抗原阻止分型诊断血清与菌体O抗原发生凝集，处理方法如下：

取待检纯培养菌一满接种环于0.5～1.0 mL生理盐水中制成浓厚菌液，置于100 ℃水浴中煮沸30～60 min，冷至室温后再用诊断血清进行玻片凝集。

（五）系统生化鉴定

使用系统生化板进行鉴定试验。

（六）与EIEC鉴别

虽然经血清学证实、初步生化鉴定符合者可基本定为志贺菌，但因部分志贺菌型与肠侵袭性大肠菌（EIEC）部分血清型有密切的抗原关系，而且EIEC同样具有侵袭力，因此需做相关鉴别试验（见表2-3-4）。

表2-3-4 志贺菌属与具有相关抗原的EIEC生化鉴别

鉴别菌型/鉴别试验	甘露糖	吲哚	蔗糖	乳糖	动力
EIEC O112ac：K66	+	+	+/-	-/+	-
志贺2型（A2）	-	+	-	-	-
鲍氏1型（C1）	+	-	-	-	-
鲍氏15型（C15）	+	+	-	-	-

续表 2 - 3 - 4

鉴别菌型/鉴别试验	甘露糖	吲哚	醋酸盐	产气	动力
EIEC O124: K72	+	+	(+)	+／-	+／-
志贺 3 型（A3）	-	-	-	-	-
鲍氏 17 型（C17）	+	+	-	-	-

鉴别菌型/鉴别试验	甘露糖	吲哚	鸟氨酸	产气	动力
EIEC O136: K78	+	+	+／-	+／-	-
志贺 3 型（A3）	-	-	-	-	-
鲍氏 1 型（C1）	+	-	-	-	-

鉴别菌型/鉴别试验	甘露糖	吲哚	黏液酸	产气	动力
EIEC O152: K +	+	+	+	+／-	-
志贺 12 型（A12）	-	-	-	-	-

鉴别菌型/鉴别试验	甘露糖	吲哚	醋酸盐	柠檬酸盐	动力
EIEC O164: K +	+	+	(+)	(+)	-
志贺 3 型（A3）	-	-	-	-	-

注：+：阳性；-：阴性；+／-：不定；（+）：弱阳性。

四、毒力基因检测

志贺菌属产生两种肠毒素，分别为志贺肠毒素 1（shigella enterotoxin 1，SET1）和志贺肠毒素 2（SET2）。SET1 是由染色体 *set*1 编码调节的复合型蛋白（55 kDa），SET2 是由致病性大质粒上的 *sen* 基因所编码单体型蛋白（62.8 kDa）。与志贺菌属增殖和侵袭相关的毒力基因（*ial* 基因）位于侵袭性大质粒上，对细菌的增殖和侵袭起调节作用，该基因可与刚果红实验共同验证志贺菌侵袭性大质粒的存在。侵袭性质粒 H 抗原（*ipaH*）由 ipaH 基因编码，在质粒和染色体上存在多个拷贝。以上 4 个基因均可作为志贺菌属的鉴定基因。

1. 目的基因与引物

用于检测侵袭性质粒 H 抗原（*ipaH* 基因）、侵袭相关位点（*ial* 基因）、志贺肠毒素 1（*set*1 基因）和志贺肠毒素 2（*sen* 基因）引物序列见表 2 - 3 - 5。

2. PCR 扩增条件设置

95 ℃预变性 5 min，95 ℃变性 50 s，56 ℃退火 50 s，72 ℃延伸 1 min，30 个循环后，72 ℃延伸 7 min。

3. PCR 结果

扩增结束后用 1% 的琼脂糖电泳进行检测。读胶仪器成像（见图 2 - 3 - 3）。

表 2-3-5　引物序列及产物片段大小

引物名称		引物序列（5′-3′）	产物大小（bp）	退火温度（℃）
ipaH	Upper	TGGAAAAACTCAGTGCCTCT	423	56
	Lower	CCAGTCCGTAAATTCATTCT		
ial	Upper	CTGGATGGTATGGTGAGG	320	56
	Lower	GGAGGCCAATTATTTCC		
set1	Upper	TCACGCTACCATCAAAGA	309	56
	Lower	TATCCCCCTTTGGTGGTA		
sen	Upper	ATGTGCCTGCTATTATTTAT	799	56
	Lower	CATAATAATAAGCGGTCAGC		

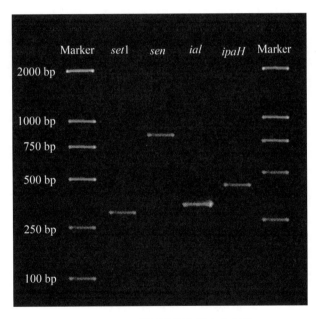

图 2-3-3　基因扩增片段大小示意

五、菌种的保存

1. 半固体保存

分离到的所有志贺菌株和可疑菌株均应随即用接种针穿刺接种到半固体菌种保存管（保存 2 支），认真填写菌种管编码标签，置 36℃培养过夜后，取出放入 4℃冰箱保存（可保存 3～6 个月）。

2．30%甘油肉汤保存

将培养物悬浮于含20%～30%中性甘油的肉汤中，然后 –70 ℃冻结（保存 2 支以上）。若无 –70 ℃冰箱，也可用 –20 ℃冰箱保存，存活时间要短些。

（夏胜利　许汴利　胡万富　李振军）

致泻性大肠埃希菌

第一节　基本特征

一、基本情况

致泻性大肠埃希菌是大肠埃希菌（*Escherichia coli*，简称 *E. coli*）中可引起人感染性腹泻的致病菌。分类上，大肠埃希菌属于肠杆菌科埃希菌属，是埃希菌属的模式种（type species）[1]。大肠埃希菌革兰染色阴性，菌体长 1.0～3.0 μm，宽 0.5～0.8 μm，无芽孢，多有鞭毛，主要抗原为 O、H、K 抗原[2]。

致泻性大肠埃希菌对营养要求不高，在普通营养琼脂培养基上均能良好生长，多形成光滑型菌落。埃希菌属的生化特性在种间及种内株间都存在差异，但在对碳水化合物的发酵中，一般均能发酵葡萄糖、阿拉伯糖、木糖、麦芽糖和蕈糖，不发酵肌醇，一般也不发酵侧金盏花醇，大多数发酵乳糖，但有的迟缓发酵或不发酵，发酵糖类时有气体产生或不产气[3]。大肠埃希菌对热的抵抗力较其他肠杆菌强，55 ℃ 60 min 或 60 ℃ 15 min 仍有部分细菌存活。在自然界的水中可存活数周至数月，在温度较低的粪便中存活更久[2]。

按照毒力因子、致病机理和流行病学特征，国际公认将致泻性大肠埃希菌分为五类，分别为肠致病性大肠埃希菌（*enteropathogenic E. coli*，EPEC）、肠产毒性大肠埃希菌（*enterotoxigenic E. coli*，ETEC）、肠侵袭性大肠埃希菌（*enteroinvasive E. coli*，EIEC）、肠出血性大肠埃希菌（*enterohemorrhagic E. coli*，EHEC）和肠集聚性黏附大肠埃希菌（*enteroaggregative E. coli*，EAEC）[4]。此外，有学者建议把对上皮细胞具有黏附力的大肠埃希菌称为肠黏附性大肠埃希菌（*diffusely adherent E. coli*，DAEC），但由于不少 EPEC、EHEC 和 ETEC 的菌株对上皮细胞有不同程度的黏附力，因此，DAEC 包括的范围过于广泛，难以被确切分类[3]。

二、病原学特征

除引起腹泻这一共同临床特征外，各类致泻性大肠埃希菌具有各自的病原学特征[3]。

肠致病性大肠埃希菌（EPEC）比较公认的致病因子包括：由质粒编码的 BFP 菌毛

（bundle forming pilus，束状菌毛），它能与宿主细胞发生远距离黏附；由噬菌体编码的志贺毒素；由染色体编码的 Eae 因子，它能使 EPEC 菌株附着于肠上皮细胞表面的微绒毛上，并将微绒毛破坏、抹平，即黏附抹平效应（attaching and effacing，AE）。EPEC 具有与肠侵袭性大肠埃希菌作用机制不同的侵袭上皮细胞的能力，其特点是 EPEC 能黏附于上皮细胞表面，上皮细胞将细菌包裹起来，但细菌不侵袭到细胞内。

肠产毒性大肠埃希菌（ETEC）的主要特征是能产生肠毒素，并具有与致病性密切相关的宿主特异性菌毛（fimbriae, pili），构成 ETEC 的主要致病因子。已知肠毒素包括耐热肠毒素（heat-stable enterotoxin，ST）和不耐热肠毒素（heat-labile enterotoxin，LT）两种，一个 ETEC 菌株能产生两种或仅产生其中的一种毒素，同时产生 ST 和 LT 的菌株致病性较强。

肠侵袭性大肠埃希菌（EIEC）的毒力因子和致病机制与志贺菌一致，所以也常被称为痢疾样大肠埃希菌，尚未发现 EIEC 能产生任何已知的肠毒素。EIEC 像志贺菌一样能侵入上皮细胞并在其中繁殖，在生化特性方面酷似痢疾志贺菌，临床检验常易与痢疾志贺菌混淆。

肠出血性大肠埃希菌（EHEC）比较肯定的毒力因子是黏附侵袭因子（EaeA）和志贺毒素（Stx），可能的毒力因子有溶血素（Hly）、丝氨酸蛋白酶（EspP）等。黏附侵袭因子是由 *eaeA* 基因编码的叫致密素（Intimin）的 94 kD 外膜蛋白，可使细菌黏附于肠上皮细胞，产生像 EPEC 那样的 AE 损伤。2011 年在德国新发现一种具有强毒力的 EHEC 变种 O104：H4，携带 *stx*2 基因，不携带 *eaeA* 基因，却具有通常在 EAEC 中存在的毒力质粒相关基因[5]。

肠集聚性黏附大肠埃希菌（EAEC）因能黏附到人喉癌上皮细胞（HEp-2 细胞）上而命名，这种黏附是聚集性的，可以与 EPEC 区分开来。这种聚集性黏附作用是由质粒控制的，获得这种质粒的菌株也同时获得黏附力。关于 EAEC 致病因子的报道较少，其菌株能引起家兔肠段结扎试验的液体蓄积，说明能产生一种肠毒素，但这种毒素的性质及其他生物学作用尚不清楚。

三、临床表现

肠致病性大肠埃希菌（EPEC）是婴幼儿腹泻的主要病原菌，主要临床表现为发热、呕吐、腹泻，粪便中含有大量黏液而无血，症状可持续 2 周以上。轻症者可不发热，大便每日 3 ～ 10 次，黄色蛋花样，量较多；重症者可有发热、呕吐、腹痛、腹胀表现，呈黏液便，腹泻严重者可有脱水、酸中毒表现。成人常起病急，脐周腹痛伴痢疾样大便。粪便镜检可见少许红、白细胞，偶可满视野，并有大量脂肪颗粒[2]。

肠产毒性大肠埃希菌（ETEC）引起肠液分泌和聚积，产生水样腹泻，伴有腹部痉挛、恶心、呕吐、头痛、肌痛，很少发热。病情轻重不等，有的仅有轻微腹泻，有的呈重症霍乱样，重度脱水、酸中毒，甚至死亡[2]。

肠侵袭性大肠埃希菌（EIEC）引起的临床症状主要是发热、腹部剧烈疼痛、腹泻、里急后重，粪便中有少量黏液和血，与细菌性痢疾不易区分[2]。

肠出血性大肠埃希菌（EHEC）感染后，轻者可不出现任何症状和体征，或仅出现轻度腹泻，重者则可引起出血性肠炎，儿童和老人可在病程1～2周出现溶血性尿毒综合征（HUS）或血栓性血小板减少性紫癜（TTP）等并发症[2]。

肠集聚性黏附大肠埃希菌（EAEC）临床资料报道较少，主要与小儿顽固性腹泻有关，症状可持续2周或以上[2]。

四、流行病学特征

各类致泻性大肠埃希菌感染的流行病学特征有各自不同特点。肠致病性大肠埃希菌（EPEC）传染源主要是患者及带菌者，以粪－口途径为主要传播方式，人群普遍易感，但幼儿多见，5—6月为发病高峰；肠产毒性大肠埃希菌（ETEC）患者和带菌者为主要传染源，主要通过污染水体、食品、牛奶、饮料等传播，可散发或暴发流行，多表现为"旅行者腹泻"或食物中毒，人群普遍易感，成人和儿童均可发病，潜伏期一般为0.5～7 d；肠侵袭性大肠埃希菌（EIEC）可通过污染的水和食物引起暴发或流行，也可因接触传播形成散发病例，成人、儿童均可发病；肠出血性大肠埃希菌（EHEC）以家禽和家畜为主要传染源，患者和无症状携带者也是传染源之一，家禽和家畜是其贮存宿主，EHEC经消化道传播或经接触传播，人群普遍易感，但以老人、儿童为主，季节性明显，7—9月为流行高峰；肠集聚性黏附大肠埃希菌（EAEC）主要与儿童顽固性腹泻有关[2]。

参考文献

[1] EWING W H. Edwards and Ewing's identification of *Enterobacteriaceae*[M]. 4th ed. New York：Elsevier Science Publishing Co Inc，1986.

[2] WS 271—2007，感染性腹泻诊断标准[S]. 北京：人民卫生出版社，2008.

[3] 杨正时，房海. 人及动物病原细菌学[M]. 石家庄：河北科学技术出版社，2002.

[4] NATARO J P，KAPER J B. *Diarrheagenic Escherichia coli*[J]. Clin Microbiol Rev，1998，11(1)：142 - 201.

[5] BIELASZEWSKA M，MELLMANN A，ZHANG W，et al. Characterisation of the *Escherichia coli* strain associated with an outbreak of haemolytic uraemic syndrome in Germany，2011：a microbiological study[J]. Lancet Infect Dis，2011，11(9)：671 - 676.

（史智扬　郭喜玲　王鑫　景怀琦）

第二节　检测技术

一、标本的采集与处理

致泻性大肠埃希菌临床标本包括腹泻粪便、肛拭、呕吐物等，应尽可能采集患者急性期使用抗生素药物前的标本。无论采集何种标本，均需无菌操作[1]。含菌较多的标本可直接做细菌分离；若含菌较少，则可先经增菌培养或离心沉淀菌体后再做分离培养。粪便等可先用无菌生理盐水或营养肉汤等稀释[2]。

二、标本的保存与转运

采集的标本应尽快送检。运送时间不超过 2 h，标本应放入 Carry-Blair 运输培养基中，在冷藏条件下送检，或将粪便标本直接接种增菌培养基，室温条件下运送[1]。

三、检测方法

1. 细菌学检测方法

致泻性大肠埃希菌细菌学检验方法包括常规的分离培养、形态特征检查、培养特性检查、生化特性检查以及毒力因子检查等[2]。肠出血性大肠埃希菌（如 *E. coli* O157 和 O104）在分离鉴定方法上与致泻性大肠埃希菌有一定差异，为提高检出率，可单独使用磁珠富集法进行菌株分离培养。

分离培养常是将被检材料接种于普通营养琼脂、血液琼脂及某种肠道菌鉴别培养基（如麦康凯琼脂、伊红美蓝琼脂等）平板，37 ℃恒温培养 18～24 h 后，选取典型大肠埃希菌菌落纯培养后供鉴定用；形态特征检查常采用革兰染色镜检；培养特性检查主要检查分离菌株在不同固体培养基上的菌落特征及在液体培养基中的生长表现等；生化特性检查是鉴定致泻性大肠埃希菌最可靠的方法，生化试验可以采用传统生化试验，也可以采用半自动、全自动生化鉴定系统；毒力因子检查可以检查特异性菌毛及其他有关黏附素、肠毒素以及侵袭性等。

2. 免疫学检测方法

对分离的致泻性大肠埃希菌进行血清定型，是非常重要的内容。我国已有人致泻性大肠埃希菌的 EPEC、ETEC、EIEC 等诊断血清，可以按照使用说明对所分离的大肠埃希菌菌株进行血清定型。但需要注意，这些因子血清并不能覆盖所有的致泻性大肠埃希菌，应结合有关检验内容综合判定[2]。

对于 O、K、H 抗原血清型检定方法，常用标准因子血清对待检菌株做玻片凝集试验。由于不同 O、K、H 抗原间有不少常存在交叉反应，为排除这种抗原交叉，需在玻片凝集反应的基础上，以相应抗血清及存在交叉反应的抗原相应抗血清对待检菌株做试管凝集试验[2]。

3. 分子生物学检测方法

分子生物学方法已经成为细菌检测、鉴定常用的方法，包括各种核酸扩增方法、核酸序列分析等。其中聚合酶链反应（PCR）是最常用的核酸检测方法，广泛用于检定致泻性大肠埃希菌血清型特异基因以及各种相关毒力因子基因。

四、检测流程

（一）致泻性大肠埃希菌检测操作程序

1. 可疑菌落鉴定

（1）粪便采样，拭子保存于 Carry-Blair 运输培养基中。

（2）用 1 个采样拭子接种 MAC 平板，（36±1）℃培养过夜。

（3）挑取 5 个可疑致泻性大肠埃希菌菌落（粉红色、突起、光滑、湿润）进行进一步鉴定。

（4）I（吲哚）、M（甲基红）、Vi（3 羟基 - 2 - 丁酮）、C（柠檬酸），即 IMViC 生化试验对挑出的可疑菌落做进一步鉴定，其 IMViC 结果为 + + - - 或 - + - -。

2. 致泻性大肠埃希菌血清学鉴定

用相应致泻性大肠埃希菌血清 O 多价、单价、K、H 诊断血清进行血清玻片凝集试验。常见致泻性大肠埃希菌 O 血清群及血清型见表 2 - 4 - 1。

3. 聚合酶链反应（PCR）鉴定五类致泻性大肠埃希菌

（1）引物。按照表 2 - 4 - 2 的引物进行 PCR 扩增，鉴别五类致泻性大肠埃希菌。

（2）检测结果的判定。致泻性大肠埃希菌所有菌株 *uidA* 阳性；典型 EPEC 菌株 *eae* 和 *bfp* 阳性，非典型 EPEC 则 *eae* 或 *bfp* 阳性；EHEC 菌株 *eae*、*stx*1 和 *stx*2 阳性，或 *eae* 和 *stx*1 阳性，或 *eae* 和 *stx*2 阳性；ETEC 菌株 *lt* 和 *st*Ⅱ阳性，或 *lt* 或 *st*Ⅱ阳性；EIEC 菌株 *virF* 和 *ipaH* 阳性；EAEC 菌株 *aaf*Ⅱ阳性。

（二）肠出血性大肠埃希菌 EHEC O157：H7 与 EHEC O104：H4 免疫磁珠富集法（IMS）检测操作程序

为提高 EHEC O157：H7 与 EHEC O104：H4 检出率，使用磁珠富集法进行菌株分离培养。

1. 分离流程

肠出血性大肠埃希菌的检测流程见图 2 - 4 - 1。

2. 增菌培养

增菌液采用添加 20 mg/L 新生霉素的 EC 改良肉汤（mEC）。将采集的一支便拭子接种于 6 mL mEC 肉汤，（36±1）℃恒温摇床增菌培养 6 h［如无摇床，（36±1）℃恒温增菌培养 9～12 h］。

表 2 - 4 - 1　常见致泻性大肠埃希菌的 O 血清群及血清型[3]

ETEC	EPEC	EIEC	EHEC		EAEC
O6：NM	**O55：NM**	O28：NM	O22：H5	O118：H16	O3：：H2
O6：H16	**O55：H6**	O29：NM	O22：H8	O119：NM	O15：H18
O8：H9	O55：H7	O112：NM	**O26：NM**	O119：H4	**O44：H18**
O15：H11	O86：NM	O124：NM	**O26：H11**	O119：H25	O51：H11
O20：NM	O86：H34	O124：H7	O28：H25	**O121：H19**	O77：H18
O25：NM	**O111：NM**	**O124：H30**	O45：H2	O128：NM	O86：H2
O25：H42	**O111：：H2**	O136：NM	O55：H7	O128：H2	O111ab：H21
O27：NM	O111：H12	**O143：NM**	O84：NM	O128：H45	O126：H27
O27：H7	O111：H21	O144：NM	O88：H25	**O145：NM**	O141：H49
O27：H20	**O114：NM**	O152：NM	O91：NM	O146：H21	ONT：H21
O49：NM	**O114：H2**	**O164：NM**	O91：H14	O153：H2	ONT：H33
O63：H12	**O119：H6**	O167：NM	O91：H21	O153：H25	
O78：H11	**O125：H21**	**ONT：NM**	**O103：H2**	**O157：NM**	
O78：H12	O126：NM		**O104：H21**	**O157：H7**	
O128：H7	O126：H27		**O111：NM**	O165：NM	
O148：H28	**O127：NM**		**O111：H2**	O165：H25	
O153：H45	**O127：H6**		**O111：H8**	O172：NM	
O159：NM	O127：H9		**O113：H21**	O174：H21	
O159：H4	O127：H21		**O118：H2**	O174：H28	
O159：H20	**O128：H2**		O118：H12		
O167：H5	O128：H7				
O169：NM	O128：H12				
O169：H41	**O142：H6**				
	O157：H45				

注：黑体字为暴发疫情相关血清型；NM：无动力；NT：不可分型。

3. 分离培养

（1）分别使用 O157 大肠埃希菌胶体金试纸与 O104 大肠埃希菌胶体金试纸进行增菌液的快速筛查。

表2-4-2　五类致泻性大肠埃希菌检测 PCR 引物序列[4]

序号	引物	序列（5′-3′）	退火温度（℃）	产物长度（bp）
1	uidA - F	TGATCGCGGTGTCAGTTCTTT	53	269
	uidA - R	ATTGCCCGGCTTTCTTGTA		
2	stx1 - F	CAGTTAATGTGGTGGCGAAGG	60	348
	stx1 - R	CACCAGACAATGTAACCGCTG		
3	stx2 - F	ATCCTATTCCCGGGAGTTTACG	60	584
	stx2 - R	GCGTCATCGTATACACAGGAGC		
4	eae - F	TCAATGCAGTTCCGTTATCAGTT	60	482
	eae - R	GTAAAGTCCGTTACCCCAACCTG		
5	bfp - F	GGAAGTCAAATTCATGGGGGTAT	60	300
	bfp - R	GGAATCAGACGCAGACTGGTAGT		
6	lt - F	GCACACGGAGCTCCTCAGTC	60	218
	lt - R	TCCTTCATCCTTTCAATGGCTTT		
7	st II - F	AAAGGAGAGCTTCGTCACATTTT	60	129
	st II - R	AATGTCCGTCTTGCGTTAGGAC		
8	virF - F	AGCTCAGGCAATGAAACTTTGAC	60	618
	virF - R	TGGGCTTGATATTCCGATAAGTC		
9	ipaH - F	CTCGGCACGTTTTAATAGTCTGG	60	933
	ipaH - R	GTGGAGAGCTGAAGTTTCTCTGC		
10	aaf II - F	CACAGGCAACTGAAATAAGTCTGG	60	378
	aaf II - R	ATTCCCATGATGTCAAGCACTTC		

a. 将2种金标检测卡从袋中取出，平放于洁净、干燥的工作台上，编号。

b. 用加样器吸取样品增菌液 150 μL，加入检测卡一端的加样孔。

c. 2～20 min 内读取结果。阴性样品在视窗上部出现一条单一的红色对照线，这表明试剂已正确流动且检测过程已发生。阳性样品将显示两条红色带，这表明检出 O157 或 O104 抗原。如果红色条带未出现，实验失败，应考虑重做。

（2）免疫磁珠集菌。将 O157 或 O104 金标检测卡呈阳性的 mEC 增菌肉汤分别进行用 O157 抗体标记的免疫磁珠及 O104 抗体标记的免疫磁珠集菌。

a. 取下磁铁板，将编好号的 1.5 mL 的 eppendorf 离心管放于专用管架上。

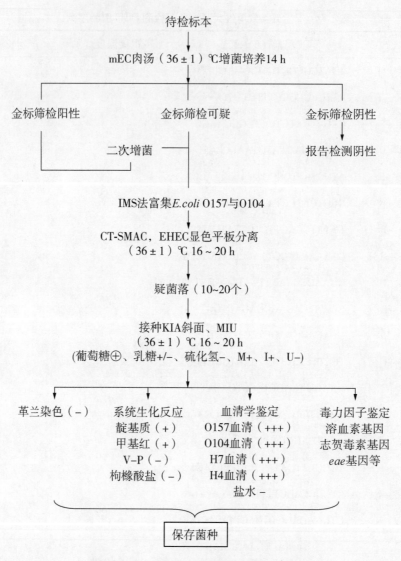

图2-4-1 肠出血性大肠埃希菌检测流程

b. 轻柔混匀抗 O157 或 O104 免疫磁珠（反复颠倒，直到管底沉淀完全消失），吸取抗 O157 或 O104 免疫磁珠，置入每支编号的 eppendorf 离心管中 20 μL。

c. 取金标阳性增菌培养物 1 mL，加入上述对应的 eppendorf 离心管中，盖紧盖子，轻轻颠倒混匀。

d. 置于旋转培养器上，室温下旋转 30 min（如果没有旋转器，可人工旋转）。

e. 将磁铁板插入专用管架中，反复颠倒数次，将抗 O157 免疫磁珠吸附沉淀在 eppendorf 离心管壁上。吸去上清（包括残留在管盖上的液体），并弃去。

f. 将磁铁板从专用管架抽出。每支 eppendorf 离心管中加入 1 mL PBS-Tween20（pH 7.4），轻轻颠倒混匀，重新悬浮免疫磁珠。

g. 重复 e～f 步骤。

h. 重复 e 步骤。

i. 用 50 μL PBS-Tween20 重新悬浮免疫磁珠细菌混合物。

（3）接种选择性平板。将 50 μL O157 免疫磁珠细菌混合物用接种环划线或 L 棒涂布分别接种于 EHEC 显色平板与山梨醇麦康凯平板（SMAC）各 1 块；同样将 50 μL O104 免疫磁珠细菌混合物用接种环划线或 L 棒涂布分别接种于 EHEC 显色平板与山梨醇麦康凯平板（SMAC）各 1 块，（36 ± 1）℃培养 18 ～ 24 h。

在 SMAC 平板上肠出血性大肠埃希菌的菌落应为扁平、透明或半透明、表面光滑湿润、不发酵山梨醇的乳白色菌落，极少部分迟缓发酵山梨醇，呈红色，边缘光滑，直径约 2 mm。

同样，按照显色平板说明选择相应的可疑菌落进入下一步生化筛选步骤。

（4）生化反应筛选。在上述平板挑取疑似菌落 10 ～ 20 个，转种克氏双糖（KIA）培养基，37 ℃培养 16 ～ 20 h。如其生长性状为葡萄糖（＋）、乳糖（＋）、产气（＋）、硫化氢（－）者，进行进一步鉴定。

（5）诊断血清凝集试验。可疑菌株分别使用大肠埃希菌 O157 抗血清或 O157 单克隆抗体、大肠埃希菌 O104 抗血清或 O104 单克隆抗体进行玻片凝集，凝集强度达＋＋＋，相应菌株再用 H7 或 H4 抗血清凝集鉴定，同时设盐水做对照。若患者不能排除 O157: H7 与肠杆菌科的某些菌种存在的抗原交叉现象，如弗劳地枸橼酸杆菌、赫尔曼埃希菌、沙门菌、小肠结肠炎耶尔森菌等，一般可通过单克隆抗体解决，但弗劳地枸橼酸杆菌与 O157: H7 的 O 抗原交叉反应用单克隆抗体也无法辨别，只可通过检测 O 抗原编码基因鉴别。

（三）肠出血性大肠埃希菌 PCR 检测

（1）通过 PCR 方法检测菌株是否携带志贺毒素（$stx1$、$stx2$），从而确定是否为肠出血性大肠埃希菌。

志贺毒素检测引物见表 2 - 4 - 2 中 $stx1$、$stx2$，进行普通 PCR 检测。如果可疑菌株携带 $stx1$ 或 $stx2$，则可判断为肠出血性大肠埃希菌；如果 $stx1$ 与 $stx2$ 均为阴性，则非肠出血性大肠埃希菌。

a. 模板 DNA 提取：用热裂解法，将分纯的可疑菌株接种 5 mL 营养肉汤，37 ℃培养 6 h 或过夜，10 000 r/min 离心 5 min，弃上清；加入 1 mL 生理盐水，振荡分散细菌，10 000 r/min 离心 5 min，弃上清；沉淀加 100 μL 无菌蒸馏水，重新振荡悬浮后置 100 ℃水浴 10 min；10 000 r/min 离心 5 min，上清用于 PCR 扩增。设阳性和阴性对照。

b. PCR 扩增程序：94 ℃变性 5 min；94 ℃变性 15 s、退火 30 s、72 ℃延伸 30 s，35 个循环；72 ℃延伸 5 min。

c. 扩增产物用琼脂糖电泳或毛细管电泳检测，记录结果。

（2）通过 PCR 检测确认菌株是否为 O157: H7 及 O104: H4 血清型。

检测方法同（1），引物及退火温度见表 2 - 4 - 3。

表 2 -4 -3　O157:H7 及 O104:H4 菌株血清型检测引物

检测对象	引物名称	引物序列（5′-3′）	产物大小(bp)	退火温度(℃)
O157	rfbO157 - u5	CGGACATCCATGTGATATGG	259	60
	rfbO157 - l5	TTGCCTATGTACAGCTAATCC		
H7	filCH7 - u5	GCGCTGTCGAGTTCTATCGAGC	547	55
	fliCH7 - l5	CAACTGTGACTTTATCGCCATTCC		
O104	104rfbO - f	TGAACTGATTTTTAGGATGG	351	55
	104rfbO - r	AGAACCTCACTCAAATTATG		
H4	fliCH4 - a	GGCGAAACTGACGGCTGCTG	201	55
	fliCH4 - b	GCACCAACAGTTACCGCCGC		

参考文献

［1］WS 271—2007，感染性腹泻诊断标准［S］. 北京：人民卫生出版社，2008.

［2］杨正时，房海. 人及动物病原细菌学［M］. 石家庄：河北科学技术出版社，2002.

［3］MURRAY P R, BARON E J, JORGENSEN J H. Manual of clinical microbiology［M］. 9th ed. Washington D C：ASM Press，2007.

［4］VIDAL M I, KRUGER E, DURAN C, et al. Single multiplex PCR assay to identify simultaneously the six categories of *diarrheagenic Escherichia coli* associated with enteric infections［J］. J Clin Microbiol，2005，43(10)：5362 - 5365.

（史智扬　夏胜利　王鑫　景怀琦）

第五章　致病性弧菌

第一节　基本特征

一、基本情况

弧菌属（*Vibrio*）为弧菌科的 1 个属。本属细菌种类多，分布广泛，尤其是在水中最为常见。其形状短小，约 0.5 μm×（1～5）μm，因弯曲如弧而得名。分散排列，偶尔互相连接成 S 状或螺旋状。革兰染色阴性，菌体一端有单鞭毛，运动活泼。无芽孢，无荚膜。需氧或兼性厌氧，分解葡萄糖，产酸不产气，氧化酶阳性，赖氨酸脱羧酶阳性，精氨酸水解酶阴性，嗜碱，耐盐，不耐酸。DNA 中的（G＋C）含量为 40%～50%。与人类致病关系密切的有霍乱弧菌、副溶血弧菌、拟态弧菌和河弧菌等。

霍乱弧菌根据 O 抗原的不同已分出 200 多个血清群，但能引起致病和流行的菌株很局限：O1 群或 O139 群产霍乱毒素（CT）的菌株，其他群或 O1、O139 群内不产 CT 的菌株则不致病或偶尔致病。除 O1 群和 O139 群之外的其他群菌株偶有产生 CT 或其他毒力因子的，但目前发现数量极少，没有公共卫生学意义[1]。

副溶血弧菌是一种嗜盐性弧菌，存在于近海岸的海水、海底沉积物、海鱼及贝类等海产品中。副溶血弧菌是沿海地区引起食物中毒的最常见的病原菌[2]。

拟态弧菌是一种革兰阴性弧菌，属于弧菌科弧菌属，之前曾被认为是一种蔗糖发酵反应阴性的霍乱弧菌，其形态学、DNA 序列及性质与霍乱弧菌极相似，但生化反应不典型，1981 年经核酸同源性检测，认定其为一个新种。除了蔗糖反应是阴性外，拟态弧菌在 VP 试验、脂肪酶试验以及酒石酸盐试验中均显示为阴性[3]。

河弧菌为革兰阴性杆菌，氧化酶阳性，赖氨酸脱羧酶、鸟氨酸脱羧酶均阴性，精氨酸双水解酶阳性，尿素酶、伏－普实验均阴性；发酵葡萄糖产酸不产气，发酵麦芽糖、阿拉伯糖、蔗糖，不发酵乳糖、水杨苷；兼性厌氧，最适 pH 7.4～7.6[4]。

二、病原学特征

（一）霍乱弧菌

1. 分类与起源

在新版《伯杰分类细菌学手册》（2004 年）[5] 中，霍乱弧菌为弧菌科的弧菌属。霍乱弧菌分为三群：

（1）O1 群霍乱弧菌。包括古典生物型（classical biotype）霍乱弧菌和埃尔托生物型（EI Tor biotype）霍乱弧菌。O1 群的特异抗原有 A、B、C 三种，其中 A 抗原为 O1 群所共有，A 抗原与其他 B 与 C 抗原结合则可分为三型，即：原型—AC（稻叶，Inaba）、异型—AB（小川，Ogawa）和中间型—ABC（彦岛，Hikojima）。

（2）非 O1 群霍乱弧菌。本群弧菌鞭毛抗原同 O1 群，而菌体（O）抗原则不同，不被 O1 群霍乱弧菌多价血清所凝集，依 O 抗原之异，本群可分为 138 个血清型。以往认为本群仅引起散发的胃肠炎性腹泻，一般此类弧菌感染不作霍乱处理，但 1992 年在印度及孟加拉等地发生霍乱暴发流行，后证实流行菌不被 O1 群和 138 个非 O1 群霍乱弧菌诊断血清所凝集。故定为 O139 霍乱弧菌，并认定其为真正的霍乱弧菌。

（3）不典型 O1 群霍乱弧菌。可被多价 O1 群血清所凝集，但该群菌不产生肠毒素，因此无致病性。

2. 形态特征

霍乱弧菌革兰染色阴性，菌体长 $1.5 \sim 2.0~\mu m$，宽 $0.3 \sim 0.4~\mu m$，弯曲如逗点状，有一根极端鞭毛，其长度为菌体的 $4 \sim 5$ 倍。

该菌运动活泼，在暗视野悬液中可见穿梭运动，粪便可用于直接涂片检查。

3. 培养特性

霍乱弧菌在碱性（pH $8.8 \sim 9.0$）肉汤或蛋白胨水中繁殖迅速，表面形成透明菌膜。弧菌在营养琼脂或肉浸膏琼脂培养过夜后，其菌落大，半透明，带灰色。在选择性培养基中弧菌生长旺盛，常用者有胆盐琼脂、硫代硫酸盐 – 枸橼酸盐 – 胆盐 – 蔗糖培养基（TCBS）、亚碲酸盐琼脂等。

4. 免疫学特性

患过霍乱的人可获得牢固的免疫力，再感染者少见。患者在发病数日，血液中即可出现特异性抗体，第 14 天抗体滴度达高峰，随后逐渐下降至较低水平，但能持续 3 个月以上。病后小肠内可出现分泌型 lgA。体液抗体与免疫的关系尚不清楚，一般认为局部 SlgA 可在肠黏膜与病菌之间形成免疫屏障，有阻断黏附和中和毒素的作用。

5. 遗传特性

霍乱弧菌有两个环状染色体[6]，大小分别为 2 961 146 bp（染色体Ⅰ）和 1 072 314 bp（染色体Ⅱ），（G + C）% 分别为 47.7（染色体Ⅰ）和 46.9（染色体Ⅱ），共预测了 3 885 个开放读码框（ORF），其中染色体Ⅰ上 2 770 个，染色体Ⅱ上 1 115 个。在这些 ORF 中，染色体Ⅰ上与已知蛋白相似的有 1 614 个（占该染色体上 ORF 总数的 58%），染色体Ⅱ上有 465 个（占 42%）；功能基因分布上，大部分的生长与生存所需基因位于染色体Ⅰ上，不过有些细胞正常功能基因仅位于染色体Ⅱ上，另外许多代谢途径的中间物也仅存在于染色体Ⅱ上。与生长和毒力密切相关的基因在两个染色体上的分布呈明显的不对称，大部分涉及 DNA 复制与修复、转录、翻译、细胞壁合成以及很多与代谢生物合成中心途径相关的基因位于染色体Ⅰ上，与霍乱弧菌致病性相关的已知基因（包括编码毒素共调菌毛、霍乱毒素、脂多糖和胞外蛋白分泌系统蛋白的基因）也在染色体Ⅰ上。相比较而言，染色体Ⅱ含有大量的假设基因和未知功能基因，占其 ORF 总数的 59%，而染色体Ⅰ中的为 42%。

6. 变异性

霍乱弧菌不论在体内还是在体外经常可以观察到其变异现象，特别是埃尔托弧菌表现得更为明显。

（1）形态方面：霍乱弧菌在人工培养基上保存稍久，即可以丧失典型弧状成为直杆状，甚至呈圆形。在某些因素影响下，弧菌还可失去鞭毛成为无动力的突变株。

（2）菌落特征：自急性期患者分离的霍乱弧菌菌落多为光滑型（S），特点为菌落表面光滑，质地湿润，边缘整齐。但从恢复期患者或长期带菌者分离的菌株有时呈粗糙型（R）。在某些特定条件下，菌株由于丧失细胞壁可出现 L 型，呈油煎蛋状的菌落形态。

（3）溶血性：埃尔托弧菌有非溶血变种。目前已了解埃尔托弧菌存在稳定的溶血株、稳定的非溶血株和溶血性不稳定的菌株。

（4）生化特性：多年来，常用甘露糖、蔗糖、阿拉伯糖的发酵试验进行 Heiberg 分群，O1 群霍乱弧菌发酵前两者，不发酵后者属于 1 群，近年也有发现不属于 1 群的罕见变种。个别自外环境水中分离的埃尔托弧菌有呈霍乱红阴性者。

（5）血清型别的转变：由小川型引起的流行，往往于末期可出现少数稻叶型。稻叶型也可以成为压倒优势的流行菌型。又如，以无菌小白鼠经口感染，可得到小川→稻叶、稻叶→小川、光滑→粗糙及粗糙→光滑的各种变异株。在试管内，小川型在同型抗血清存在下，可以变为稻叶型。

7. 毒力

用分子生物学方法测定，已发现 O1 群霍乱弧菌除能产生致泻性极强的霍乱肠毒素 CT 外，还有许多与毒力有关的因子。在 CT 结构基因上游的一段序列可产生 Zot 毒素（Zonula occludens toxin），这种毒素作用于肠黏膜上皮细胞的紧密联结，增大细胞间隙，使液体漏出，从而引起腹泻。在 Zot 上游还存在能产生另一种毒素称为 Ace（accessory cholera enterotoxin）的序列，Ace 类似于霍乱毒素，可使家兔肠段产生积液。O139 群霍乱弧菌也含有这类毒力基因[7]。

（二）副溶血弧菌[8,9]

1. 形态与染色

副溶血弧菌隶属弧菌科中的弧菌属，为革兰染色阴性菌，两极浓染，常呈多形性，表现为杆状或稍弯曲的弧状，有的为球状、球杆状、长杆状等，无芽孢，无荚膜。在半固体培养基中37 ℃培养24 h，呈明显游散生长，暗视野下可见穿梭状，在电镜下可见极端有一根鞭毛。菌体大小为（0.7～1.0）μm×（3.0～5.0）μm。

2. 培养特性

本菌营养要求不高，故在外界可长期生存，其特点是具有嗜盐性（halophilic），在蛋白胨水中以3.5% NaCl最为适宜。当NaCl浓度高于8%时不能生长；在无盐蛋白胨水中生长很差，甚至不生长。

3. 生化反应

绝大多数致病性的副溶血弧菌能使人、兔等动物的红细胞溶血，但对不同动物红细胞溶血作用不同，如对马的红细胞则不发生溶血。溶血反应是鉴定致病性与非致病性菌株的一项重要指标，称为神奈川现象（Kanagawa phenomenon，KP），出现溶血为神奈川试验阳性（KP＋）。产生溶血素的菌株被列为KP＋，副溶血弧菌的毒力与其产生溶血素有关，这一特征在流行病学上已作为自环境分离的副溶血弧菌中可能为致病菌的指标。

4. 抗原构造

副溶血弧菌的O菌体抗原是耐热抗原，已有13个血清群，可用于对菌种作血清鉴定。此外，还有不耐热的K抗原（包膜抗原），已有71个K型别，亦可用于辅助血清学鉴定。

5. 分类与分型

目前已发现本菌可分为Ⅰ、Ⅱ、Ⅲ、Ⅳ、Ⅴ共5种类型。从患者粪便分离出的菌株属于Ⅰ、Ⅱ、Ⅲ型，自致病食物分离的菌株90%以上属于Ⅳ、Ⅴ型。按O菌体抗原（耐热抗原）及不耐热的K抗原（包膜抗原），目前副溶血弧菌已有13个血清群和71个K型别。其中O3∶K6是1996年新出现的一种血清型，目前占全球每年由副溶血弧菌引起食物中毒的50%～80%。其他分型还有噬菌体分型、分子分型等。其中分子分型包括核糖体分型（ribotyping）、基于PCR的快速分型，如随机扩增DNA多态性分析（RAPD analysis）、保守核糖体基因间隔序列扩增（RS-PCR）、重复基因外回文序列扩增（REP-PCR）、肠道菌重复基因间一致序列扩增（ERIC-PCR）、脉冲场凝胶电泳（PF-GE）等。利用这些分型方法对了解病原与疾病流行间的关系，分析副溶血弧菌菌型的变化有重要意义，但这些分型方法还有待统一和标准化。

6. 抵抗力

本菌在自然界淡水中生存不超过2 d，在海水中则能存活近50 d。生长的pH范围是7.0～9.5，最适pH为7.7，不耐酸，在1%盐酸溶液中5 min死亡，加热56 ℃ 5～10 min灭活。

（三）拟态弧菌

1. 命名

拟态弧菌（*V. mimicus*）与不典型的霍乱弧菌关系密切，其形态学、DNA序列及性质与霍乱弧菌极相似，但生化反应不典型，1981年从腹泻患者粪便中检出该菌，故由国外学者命名为"拟态弧菌"。

2. 形态与染色

拟态弧菌系革兰阴性弧菌，具有单鞭毛，有动力，与副溶血弧菌、霍乱弧菌一样属正常海洋菌丛，广泛存在于自然界河水、海水和海产品中。菌株在不含钠或仅含1%氯化钠的营养肉汤中生长良好，可自水生动物中分离出来。

3. 生化反应

除了蔗糖反应是阴性外，拟态弧菌在VP试验、脂肪酶试验以及酒石酸盐试验中均显示为阴性。

（四）河弧菌

1. 形态与染色

河弧菌菌体可呈短杆状、弧状、球杆状，直或稍弯曲，革兰染色阴性，无芽孢，无荚膜，菌体极端有一根单鞭毛，有动力，细菌运动呈活泼的穿梭状。

2. 生化反应

氧化酶、粘丝实验阳性，硝酸盐还原阳性，靛基质反应、VP实验均为阴性，精氨酸双水解酶阳性，赖氨酸和鸟氨酸脱羧酶阴性。为发酵型代谢，分解蔗糖、阿拉伯糖和甘露糖。嗜盐，需氧或兼性厌氧，在无盐培养基上一般不能生长或生长不良，在1%～6%甚至8%NaCl培养基上能良好生长。

三、临床表现

（一）霍乱[10]

霍乱患者的临床表现轻重不一。轻者仅表现为轻微的腹泻，大便每日5次左右，无脱水症状。重者呈剧烈的腹泻，排水样便，可伴有呕吐、脱水、休克、声音嘶哑、肌肉痉挛、无尿，如不及时抢救，有生命危险。

1. 临床分期

（1）潜伏期。绝大多数为1～2 d，可短至数小时或长达5～6 d。

（2）前驱期。大多数病例起病急，无明显前驱期，仅少数患者起病较缓，于发病前1～2 d可有头昏、疲倦、腹胀和轻度腹泻等前驱症状。

（3）泻吐期。起病突然，多以剧烈腹泻开始，继以呕吐，少数先吐后泻，大多数无腹痛，亦无里急后重，少数有腹部隐痛或腹部饱胀感，个别可有阵发性绞痛。每日大便数次至十数次或更多，少数重型患者粪便从肛门直流而出，无法计数。排便后一般有腹部轻快感。大便性状初为稀便，后即为水样便，以黄水样或清水样为多见，少数为米泔样或洗肉水样（血性）。

（4）脱水虚脱期。由于严重泻吐引起水及电解质丧失，可产生以下临床表现：①一般表现：神志不安，表情恐慌或淡漠，眼窝深陷，声音嘶哑，口渴，唇舌极干，皮肤皱缩、湿冷且弹性消失，指纹皱瘪，腹下陷呈舟状，体表温度下降。②循环衰竭：由于中度或重度脱水，血容量显著下降及血液极度浓缩，因而导致循环衰竭。患者极度软弱无力，神志不清，血压下降，脉搏细弱，心音弱且心率快，严重患者脉搏消失，血压不能测出，呼吸浅促，皮肤、口唇黏膜发绀。由于脱水及循环衰竭，因而出现少尿或无尿。③电解质平衡紊乱及代谢性酸中毒：表现为全身肌肉张力减低，甚至肌肉麻痹，肌腱反射消失，鼓肠，心动过速，心音减弱，心律不齐，心电图异常，缺钾还可引起肾脏损害。由于碳酸氢根离子的大量丧失，产生代谢性酸中毒。严重时可出现神志不清，呼吸深长，血压下降。

（5）反应期及恢复期。脱水纠正后，大多数患者症状消失，逐渐恢复正常，病程平均 3～7 d，少数可长达 10 d 以上（多为老年患者或有严重并发症者）。部分患者可出现发热性反应，以儿童为多，这可能是由于循环改善后大量肠毒素被人体吸收所致。体温可升高至 38～39 ℃，一般持续 1～3 d 后自行消退。少数严重休克患者，可并发急性肾功能衰竭，这是由于在脱水虚脱期中肾脏缺血，发生急性肾小管坏死所致。

2. 主要并发症

有代谢性酸中毒、急性肾功能衰竭、急性肺水肿及心力衰竭、低钾综合征、心律失常等。

（二）副溶血弧菌病

副溶血弧菌食物中毒常年均可发生，潜伏期为 2～40 h 不等，大多为 10 h 左右。起病急骤，常有腹痛、腹泻、呕吐、失水、畏寒及发热。腹痛多呈阵发性绞痛，常位于上腹部、脐周或回盲部。腹泻每日 3～20 次不等，大便性状多样，多数为黄水样或黄糊便，2%～16% 呈典型的血水或洗肉水样便，部分患者的粪便可为脓血样或黏液血样，但很少有里急后重。由于吐泻，患者常有失水现象，重度失水者可伴声哑和肌痉挛，个别患者血压下降、面色苍白或发绀以至意识不清。发热一般不如菌痢严重，但失水则较菌痢多见。伤口、眼睛和耳朵的感染，可能是由于偶尔暴露于有副溶血弧菌污染的海水。近年来国内报道的副溶血弧菌食物中毒临床表现不一，可呈典型、胃肠炎型、菌痢型、中毒性休克型或少见的慢性肠炎型。本病病程自 1～6 d 不等，可自限，一般恢复较快。

（三）拟态弧菌性肠炎

拟态弧菌具有致病性，由于拟态弧菌可以产生霍乱毒素（CT）样肠毒素，故其引起的一系列疾病和症状与霍乱相似，但症状相对较轻。感染拟态弧菌后可引起胃肠炎，其主要症状是腹泻、恶心、呕吐，大便呈水样或黏液血便，从而造成严重的脱水，血容量减少，甚至出现微循环衰竭。由于钾、钠等离子和氯化物大量流失而导致腹部痛性痉挛、电解质失调，如不及时补充液体及电解质，患者可能会因肾功能衰竭、休克而死亡。

（四）河弧菌病[11-14]

河弧菌感染所致急性胃肠炎的临床表现与霍乱相似，患者出现腹泻、腹痛、头晕、呕吐、食欲缺失等症状。如果体液流失 4～12 h 得不到补充，会出现重度脱水、酸中毒，严重者甚至会出现低血容量性休克。但与霍乱不同的是，会有部分患者出现血便，便中黏液含有钠盐、钾盐、氯化物和碳酸氢盐等，部分患者粪便中有白细胞和红细胞。

如果伤口直接接触被河弧菌污染的水体、海产品、菌体或是其产生的毒力因子，会迅速化脓溃烂形成坏疽，也可能引发蜂窝组织炎。河弧菌还可以引起败血症，症状主要包括高热和战栗，同时还经常伴随呕吐、腹泻、腹痛和骨痛，重要的临床诊断依据是观察到出血性的疱疹。目前认为河弧菌最可能是通过肠道进入循环系统而造成感染的。一些宿主的个体因素会导致河弧菌感染病情加重，目前已知的包括肝硬化、免疫力低下或免疫缺陷如艾滋病、铁过量如血色沉着病、糖尿病等。

四、流行病学特征[15-17]

（一）霍乱

1. 传染源

霍乱的传染源为患者和带菌者。

患者分为重型、中型、轻型，急性患者排泄物中含有大量病菌。带菌者包括潜伏期带菌者、病后带菌者（分恢复期带菌和慢性带菌）和健康带菌者等多种情况。

2. 传播途径

霍乱传播形式多样，可经多种途径传播，主要有经水传播、经食物传播、经接触传播及经苍蝇传播等。但4种传播途径最后都是由粪便污染外环境后，再辗转经口传入，是典型的"粪-口传播"的传染病。

3. 发病率、病死率

霍乱自1817—1923年的100余年间，曾发生过6次世界性大流行。自1961年起又发生第七次大流行。前6次大流行是由霍乱弧菌的古典生物型引起的，最长一次持续25年，最短7年，第七次大流行是由霍乱弧菌埃尔托生物型引起的，迄今虽已历时半个世纪以上，但仍未停息。全球五大洲140个以上的国家和地区已报病例500万例以上，造成生命和财产的巨大损失。

4. 潜伏期

霍乱的潜伏期较短，一般为数小时至5 d左右。多数为1～2 d。在潜伏期末常能从患者的粪便中查出霍乱弧菌。有时在腹泻出现前数日即能查出。

5. 人群易感性

在非流行区与新流行区，各个年龄、性别、民族的人都是易感者，感染后仍有可能再得病，但在多年流行过霍乱的地区，人们已有过隐性感染或已得过该病，机体产生了抗体，有了免疫力，因而成年人得病较少，而10岁以下小儿则成为易感者。发病率高的人群，主要与接触患者、接触病菌机会有关，如渔民、船民，多在水上活动，常往来于疫区；食用污染海产品机会多，感染率亦较高。

6. 地理医学特征

霍乱的地区分布上以沿海为主，特别是江河入海口附近的两岸及水网地带，也可传入内陆、高原和山地，甚至沙漠地区。一般来说沿海沿江地区的发病率高于平原，平原高于半山区和山区，盐碱地区高于非盐碱地区。近年来，随着交通的发达、经济贸易的交流、人口的大量流动，在内陆及开放地区也时有霍乱的发生、暴发和流行。季节分布上，与当地的自然地理条件有密切关系。在热带地区终年可以流行，亚热带及温带地区有明显季节性。我国发病季节一般在5—11月，而流行高峰多在7—10月，在南方有时11月份发病仍较多。

（二）副溶血弧菌病

1. 流行特征

副溶血弧菌广泛生存于近岸海水和鱼、贝类食物中，温热地带较多。在美国，副溶血弧菌是临床标本中最常分离到的致病性弧菌种；在我国华东沿海，该菌的检出率为57.4%～66.5%，尤以夏秋季较高。海产鱼虾的带菌率平均为45%～48%，夏季高达90%；腌制的鱼、贝类带菌率也达42.4%。目前副溶血弧菌食物中毒占细菌性食物中毒的第三位，有的沿海城市可占第一位。

本病多发生于夏秋沿海地区，常造成集体发病。近年来沿海地区发病有增多的趋势。

2. 传染源

副溶血弧菌病的传染源为患者，集体发病时往往仅少数病情严重者住院，而多数未住院者可能成为传染源，但由于患者仅在疾病初期排菌较多，其后排菌迅速减少，故不致因患者散布病菌而造成广泛流行。

3. 传播途径

本病经食物传播，主要的食物是海产品或盐腌渍品，常见者为蟹类、乌贼、海蜇、鱼、黄泥螺等，其次为蛋品、肉类或蔬菜。进食肉类或蔬菜而致病者，多因食物容器或砧板污染所引起。

4. 人群易感性

男女老幼均可患病，但以青壮年为多，病后免疫力不强，可重复感染。

（三）拟态弧菌病

拟态弧菌的感染主要是经口摄入污染的水源或食物（海产品）而产生的，如因食用生海龟蛋而导致拟态弧菌的感染暴发；也有过因暴露于海水引起耳感染后能分离出菌株的报道。拟态弧菌是引起胃肠炎的主要致病菌，同时又有少量菌血症和伤口感染的发生。由于拟态弧菌所致疾病不是很严重，且较易治疗，所以到目前为止，还没有大规模流行的报道。

（四）河弧菌病

1. 流行特征

河弧菌可引起腹泻病例的散发和暴发流行。也有不少河弧菌引起肠道外感染的病例报道，如坏死性筋膜炎、急性耳炎、急性腹膜炎等。

2. 传染源

河弧菌是通过食物传播的病原菌，人体通过摄入污染的水、食物而感染。常见的相关食品主要是鱼、虾、蟹、牡蛎、蛤和螺等海产品，中毒原因主要是生食海鲜或熟制后重复污染、生熟交叉污染等。患者是主要的传染源，目前尚缺少有关河弧菌是否也像霍乱弧菌一样存在大量无症状感染者的研究报告。

3. 传播途径

河弧菌在水体、海产品和食物链被排泄物污染的地区传播很普遍，同时人际间也可以传染。肠道感染具有相当高的发病率及死亡率，尤其易在一些发展中国家的儿童中流行。在很多发展中国家的农村地区，经常重复利用污水废水来灌溉农田，而食用被这样浇灌出来的瓜果蔬菜是感染河弧菌最可能的途径。

4. 易感人群

人类各年龄段对河弧菌均易感，但以婴幼儿和青少年多见。和其他肠道传染病一样，河弧菌感染具有明显的季节性特点，夏季感染高发。地区分布多以沿海地区为主。

参考文献

[1] 肖东楼. 霍乱防治手册[M]. 6 版. 北京：人民卫生出版社，2012.

[2] RAIMONDI F, KAO J P, FICRENTIN C, et al. Enterotoxicity and cytotoxicity of *Vibrio parahaemolyticus* thermostable direct hemolysin in vitro systems[J]. Infection and Immunity, 2000, 68(6): 3180.

[3] WAND D C, WANG H Y, ZHOU Y Y, et al. Genome sequencing reveals unique mutations in characteristic metabolic pathways and the transfer of virulence genes between *V. mimicus* and *V. cholerae*[J]. PLoS One, 2011, 6(6): e21299.

[4] 梁璞，阚飙，梁未丽。河弧菌研究概况[J]. 疾病监测，2013，28(9): 775 –780.

[5] DON J B, NOEL R K, JAMES T S, et al. Bergey's manual of systematic bacteriology[M]. 2nd ed. New York: Springer, 2005, Vol. 2, Part B: 494 –546.

[6] HEIDELBERG J F, EISEN J A, NELSON W C, et al. DNA sequence of both chromosomes of the cholera pathogen *Vibrio cholerae*[J]. Nature, 2000, 406(6795): 477 –483.

[7] FARUQUE S M, ALBERT M J, MEKALANOS J J. Epidemiology, genetics, and ecology of toxigenic *Vibrio cholerae*[J]. Microbiology and Molecular Biology Reviews, 1998, 62 (4): 1301 –1314.

[8] GOOCH J A, DEPAOLAR A, KAYSNER C A, et al. Evaluation of two Direct Plating methods using nonradioactive probes for enumeration of *Vibrio parahaemolyticus* in oysters [J]. Applied and Environmental Microbiology, 2001, 67(2): 721.

[9] TAKAHASHI A, SATO Y, SHIOMI Y, et al. Mechanism of chloride secreation induced by thermostable direct haemolysin of *Vibrio parahaemolyticus* in human[J]. Journal of Medical Microbiology, 2000, 49(9): 801.

[10] KAPER J B, MORRIS J G Jr, LEVINE M M. Cholera[J]. Clin Microbiol Rev, 1995, 8(1): 48 –86.

[11] LEE J Y, PARK J S, OH S H, et al. Acute infectious peritonitis caused by *Vibrio*

fluvialis[J]. Diagnostic Microbiology and Infectious Disease, 2008, 62(2): 216 –218.

[12] IGBINOSA E O, OKOH A I. Emerging *Vibrio* species: an unending threat to public health in developing countries[J]. Research in Microbiology, 2008, 159(7 –8): 495 –506.

[13] LIANG P, CUI X, DU X, et al. The virulence phenotypes and molecular epidemiological characteristics of *Vibrio fluvialis* in China[J]. Gut Pathogen, 2013, 5(1): 6.

[14] IGBINOSA E O, OKOH A I. *Vibrio fluvialis*: an unusual enteric pathogen of increasing public health concern[J]. International Journal of Environmental Research and Public Health, 2010, 7(10): 3628 –3643.

[15] 魏承毓. 新中国霍乱防控实践的半世纪回顾(1961—2011)[J]. 预防医学情报杂志, 2012, 28(7): 497 –504.

[16] WHO. Cholera[J]. Weekly Epidemiological Record, 2011, 86(33): 325 –340.

[17] BARTELS S A, GREENOUGH P G, TAMAR M, et al. Investigation of a cholera outbreak in Ethiopia's Oromiya Region[J]. Disaster Medicine and Public Health Preparedness, 2010, 4(4): 312 –317.

（王多春　梁末丽　任军　阚飙）

第二节 检 测 技 术

一、标本的采集与处理[1]

1. 患者粪便标本的采集和送检

患者粪便标本应争取在发病早期，服用抗菌药物之前采集。采便方法：用清洁灭菌的棉拭子插入患者直肠内 3～5 cm 处轻轻转动，如取材得当，此时拭子应变得湿润并染有粪便或吸足液体。也可以用瓶子收集患者刚排出的新鲜粪便 1～3 mL。采便用的棉拭子大小要适宜，避免采便量过少。必要时可以采样 2 次合在一起，成形便采取指甲大小的粪量。

2. 水样标本的采集

水样标本的采集依所选用的检测方法不同而有别。国外多采用滤膜法，可采集较大量的可疑污染水样检测。国内以下列两法为常用：①浓缩蛋白胨水增菌法：通常以灭菌的盐水瓶采取 450 mL 水样。采集方法：对可疑污染的河、池、塘水，可在岸边 30 cm 深度以内采集表层水样。②纱布块采样法：在 20 cm×20 cm 纱布块中央系一条细长绳子，灭菌后备用。采样时，将纱布块放在采水点的水中，放置 1～2 d，或将纱布块在水面下 10～15 cm 处缓慢来回移动 15 min，然后将带水的纱布块放入灭菌容器中送实验室分离。

3. 食品标本的采集

对可疑食品，如鱼虾类、贝壳类，以及患者病前食物残品等，一般采集 50～100 g，分别放入灭菌广口瓶或厚塑料袋内立即送检。

二、标本的保存与转运

采得的标本如不能立即接种检查，要接种在保存培养基内送检。常用的保存培养基有 C-B 半固体保存培养基、文－腊保存液、碱性蛋白胨水，后者只适于短程（不超过 24 h）运送标本。

标本与保存液的比例要适当，8～10 mL 保存液可加入 1～2 mL 水样便或指甲大小的成形便，过多的粪便量可降低保存效果。

送检标本时应填写"标本送检单"，写明姓名、住址、发病和采样时间、临床诊断等。标本管或瓶上加贴送检号和患者姓名标签。患者标本含有大量病菌，标本装入试管或小瓶时，注意勿污染容器口部和外壁，必须妥善包装，由专人送往检验室。

水样标本如不能在 2～3 h 内送检时，应在采样后即将浓缩蛋白胨水 50 mL 加入水样中。对于食物标本，实验室较远时，标本应放进冰瓶或冷藏包中运送。食物残品数量不多时，也可全部采取。有时也可用灭菌棉拭蘸以碱性胨水涂擦食品不同部位采样，然后将此棉拭置于碱性胨水或保存液中送检。

三、病原检测方法

（一）分离培养方法

1. 直接分离培养

急性期患者水样大便标本在增菌培养的同时，可取其黏液絮片或用棉拭标本直接作分离培养。一般使用选择性培养基进行分离培养。致病性弧菌的选择性分离培养基有强弱之分：强选择性的分离培养基主要包括 TCBS（thiosulfate citrate bile salts sucrose agar culture medium，即硫代硫酸盐柠檬酸盐胆盐蔗糖琼脂培养基）、庆大霉素琼脂、4 号琼脂等；弱选择性分离培养基主要是碱性琼脂、碱性胆盐琼脂。在庆大霉素琼脂平皿上，肠内细菌和革兰阳性菌的生长受到显著抑制。在 TCBS 培养基上，霍乱弧菌和河弧菌呈黄色菌落，而副溶血弧菌和拟态弧菌呈绿色菌落。

2. 增菌后分离培养

所有粪便标本都应经过增菌，尤其是恢复期患者、带菌者或用过抗菌药物的患者标本含菌量少，单靠直接分离不易检出，需经增菌培养再作分离。碱胨水标本管放 37 ℃增菌 6～8 h 后分离，夏天可将运送时间计算在内。标本如为保存液或半固体保存培养基，则取 1.0 mL 或将棉拭转种至 8～10 mL 碱胨水中，并将棉拭内容物在胨水管壁上挤出。37 ℃培养 6～8 h 后，从霍乱弧菌生长最茂盛的菌膜下表层，取一接种环，划线接种于强选择性琼脂平皿。

标本含菌量少时，为提高检出率，可实行 2 次增菌，取第 1 次碱胨水增菌 6～8 h 的培养物的表层液 0.1～0.2 mL，接种于 8～10 mL 的碱胨水中，37 ℃培养 6～8 h 再做分离。

（二）血清学鉴定方法

在庆大霉素琼脂平皿上，直接从每个分离平板上挑取 10 个湿润、无色透明的可疑菌落，与诊断血清做玻片凝集试验，如很快出现肉眼可见的明显凝集颗粒者即为阳性反应。立刻接种哥伦比亚琼脂平板或斜面纯化初筛凝集的阳性培养物，确认分型结果用生理盐水作对照试验，以排除因自身凝集而导致的假阳性反应。随后用小川和稻叶单价血清分型。对 O1 群不凝集者继续用 O139 群诊断血清做玻片凝集。在 TCBS 琼脂平皿上，挑取黄色和绿色不透明的菌落，继续转种普通琼脂平板，然后再做血清凝集。

副溶血弧菌的 O 菌体抗原是耐热抗原，已有 13 个血清群，可用于对菌种做血清鉴定。此外，还有不耐热的 K 抗原（包膜抗原），已有 71 个 K 型别，亦可用于辅助血清学鉴定。

拟态弧菌和河弧菌没有成熟的血清产品。

（三）耐盐和耐热试验

霍乱弧菌、副溶血弧菌、拟态弧菌和河弧菌的耐盐和耐热试验有所不同（见表 2－5－1）。

表 2 - 5 - 1　致病性弧菌的耐盐和耐热试验

弧　菌	NaCl 生长					42 ℃生长
	0%	3%	6%	8%	10%	
霍乱弧菌	+	+	−	−	−	+
副溶血弧菌	−	+	+	+	−	+
拟态弧菌	+	+	−	−	−	+
河弧菌	−	+	+	V	−	V

注：+：80%以上阳性；−：80%以上阴性；V：不同的菌株反应不同。

（四）生化检测

霍乱弧菌、副溶血弧菌、拟态弧菌和河弧菌的生化检测结果如表 2 - 5 - 2 所示。

表 2 - 5 - 2　四种致病性弧菌的生化反应

弧　菌	TCBS	产　酸						氧化酶	ONPG	VP试验	精氨酸二氢酶	赖氨酸脱羧酶	鸟氨酸脱羧酶	O/129		明胶酶	脲酶
		蔗糖	D纤维二糖	乳糖	阿拉伯糖	D甘露糖	D甘露醇							10 μg	150 μg		
霍乱弧菌	Y	+	−	−	+	+	+	+	V	−	+	+	S	S	+	−
副溶血弧菌	G	−	V	−	+	+	+	−	−	−	+	+	R	S	+	V
拟态弧菌	G	−	−	−	+	+	+	+	−	−	+	+	S	S	+	−
河弧菌	Y	+	+	−	+	+	+	+	−	+	+	−	R	S	+	−

注：Y：黄色；G：绿色；+：80%以上阳性；−：80%以上阴性；V：不同的菌株反应不同；S：敏感；R：抗性。

（五）致病性弧菌的毒力基因检测[2-7]

1. 霍乱弧菌

（1）普通 PCR：霍乱弧菌有关毒力基因：*ctxAB*、*ctxA*、*ctxB*、RS1、*tcpA*、*hlyA*。下列为 *ctxA* 和 *tcpA* 的引物，供检测这两个毒力基因时参考。

ctxA：P1：5′ - CTCAGACGGGATTTGTTAGGCACG - 3′，
　　　　P2：5′ - TCTATCTCTGTAGCCCCTATTACG - 3′；

tcpA：P1：5′ - GAAGAAGTTTGTAAAAGAAGAACAC - 3′，
　　　　P2：5′ - GAAAGCACCTTCTTTCACGTTG - 3′。

PCR 扩增反应体系：在 0.5 mL eppendorff 管中按顺序加入以下各种成分：三蒸水 12.8 μL，10×PCR 缓冲液 2 μL，dNTPs 0.8 μL（每种 dNTPs 终浓度为 0.2 mM。1 mM ＝1 mmol/L，其余类同），引物 2 μL（每种引物终浓度为 0.5 μM），模板 DNA 1 μL，*Taq* DNA 聚合酶 0.4 μL（1.2 U）。

PCR 扩增条件：采用两步法进行 PCR 扩增反应。首轮循环：94 ℃ 5 min，68 ℃ 90

s；后续循环：94 ℃ 30 s，68 ℃ 90 s（29～40 个循环）；末轮循环：72 ℃ 7 min。在热循环结束后，在样本管中加入溴酚蓝载样液，在 1.0% 琼脂糖凝胶中与相应的标准分子量（Marker）一起电泳。电泳结束后，通过紫外灯观察结果，并照相。

（2）荧光 PCR：可采用 O1 和 O139 双重实时 PCR 验证检测（见表 2 -5 -3）。

表 2 -5 -3　O1 和 O139 双重实时 PCR 引物和探针序列

名　称	核苷酸序列（5′ -3′）	产物长度（bp）
O1 F	GGAATAACTCAAGGCGATGAAGTG	
O1 R	TAGAGACTCACCTTCGATTTCAGC	117
O1 P	FAM – AAACGGGTAACGCACCACACTGGACT – BHQ1	
O139 F	CGATGGCGTGTTCATTAGAAGG	
O139 R	TCCCTTTCCACCTCGGTATTTC	104
O139 P	HEX – CGGCAAACTGGCAGCAAACTCAGCA – BHQ1	

O1 和 O139 群霍乱弧菌双重 TaqMan 实时 PCR 的反应体系和反应条件为：实时 PCR 采用 20 μL 反应体系，每个反应中含 10 μL 通用 PCR 反应混合物，O1 *rfb* 基因上下游引物（10 μM）各 0.4 μL，探针（10 μM）0.4 μL；O139 *rfb* 基因上下游引物（10 μM）各 0.4 μL，探针（10 μM）0.4 μL，去离子水 5.6 μL，DNA 模板 2 μL。

循环条件为：95 ℃ 30 s，95 ℃ 5 s 和 60 ℃ 20 s，循环 40 次，在退火阶段检测荧光。

ctx TaqMan 实时 PCR 反应条件为：实时 PCR 采用 20 μL 反应体系，每个反应中含 10 μL 通用 PCR 反应混合物，上下游引物（10 μM）各 0.4 μL，探针（10 μM）0.4 μL，去离子水 6.8 μL，DNA 模板 2 μL（见表 2 -5 -4）。

循环条件为：95 ℃ 30 s，95 ℃ 5 s 和 60 ℃ 20 s，循环 40 次，在退火阶段检测荧光。

表 2 -5 -4　霍乱弧菌毒素基因（*ctx*）检测引物和探针序列

名　称	核苷酸序列（5′ -3′）	产物长度（bp）
CT1 F	CTTCCCTCCAAGCTCTATGCTC	
CT1 R	TACATCGTAATAGGGGCTACAGAG	114
CT1 P	FAM – ACCTGCCAATCCATAACCATCTGCTGCTG – BHQ1	

2. 副溶血弧菌

副溶血弧菌 *toxR* 基因 TaqMan 实时 PCR 反应条件为：实时 PCR 采用 20 μL 反应体系，每个反应中含 10 μL 通用 PCR 反应混合物，上下游引物（10 μM）各 0.4 μL，探针（10 μM）0.2 μL，去离子水 7.0 μL，DNA 模板 2 μL（见表 2 -5 -5）。

循环条件为：95 ℃ 30 s，95 ℃ 5 s 和 60 ℃ 20 s，循环 40 次，在退火阶段检测荧光。

表 2 - 5 - 5　副溶血弧菌 *toxR* 基因 TaqMan 实时 PCR 引物和探针序列

名　　称	核苷酸序列（5′ - 3′）	产物长度（bp）
toxR F	CTGGTTGCCTTCTATTGAGCAG	
toxR R	TTCTCATACGAGTGGTTGCTGTC	147
toxR P	FAM – CGCTACGTTAAGCACCATGCAGAAGACTC – BHQ1	

3. 拟态弧菌

（1）普通 PCR：毒力调节基因 *toxR*，在大部分拟态弧菌中均能检出该基因，大小为 221 bp。上游引物为：5′-ACAACAGCGACTCCTCAGAA-3′；下游引物为：5′-ACACA-CAGTTCTATGGAGGG-3′。具体的扩增参数为：变性温度 94 ℃ 30 s，退火温度 52 ℃ 30 s，延伸温度 72 ℃ 1 min，一共 30 个循环。

（2）荧光 PCR：*vmh* 是编码拟态弧菌溶血素的基因，基本上所有的拟态弧菌中均能检测到该基因，*vmh* 是拟态弧菌中最重要的一个致病因子。

拟态弧菌 TaqMan 实时 PCR 反应条件为：实时 PCR 采用 20 μL 反应体系，每个反应中含 10 μL 通用 PCR 反应混合物，上下游引物（10 μM）各 0.2 μL，探针（10 μM）0.2 μL，去离子水 7.4 μL，DNA 模板 2 μL（见表 2 - 5 - 6）。

循环条件为：95 ℃ 30 s，95 ℃ 5 s 和 60 ℃ 20 s，循环 40 次，在退火阶段检测荧光。

表 2 - 5 - 6　拟态弧菌 TaqMan 实时 PCR 引物和探针序列

名　　称	核苷酸序列（5′ - 3′）	产物长度（bp）
vmh F	GGTATGTGTTAAGGCGTAGTTCTG	
vmh R	GGTTCAAATCATCGAGCAAACCC	106
vmh P	HEX – CTTCTCGTGGGTTACCGTCGTCATCCTT – BHQ1	

4. 河弧菌

实时 PCR 的反应条件为：实时 PCR 采用 20 μL 反应体系，每个反应中含 10 μL 通用 PCR 反应混合物（Premix Ex Taq™，TaKaRa 产品），上下游引物（10 μM）各 0.2 μL，探针（10 μM）0.4 μL，去离子水 7.2 μL，DNA 模板 2 μL（见表 2 - 5 - 7）。

循环条件为：95 ℃ 10 s，95 ℃ 5 s 和 60 ℃ 20 s，循环 40 次，在退火阶段检测荧光。

表 2 - 5 - 7　河弧菌荧光检测用引物和探针序列

名　　称	核苷酸序列（5′ - 3′）	产物长度（bp）
toxR F	GACGCTTGGCAGTGTTCAAC	
toxR R	GTGCATTCCACCATATTTTCTTACG	113
toxR P	（FAM）TGTCAGCACGCCAATCAATCACCCG（Eclipse）	

四、检测流程

致病性弧菌鉴定程序如图2-5-1所示。实验室收到标本后,应按疑似患者、腹泻患者、带菌检查和其他标本分别登记编号,并且立即进行检验。为争取以最快速度提出诊断报告,实验室可按上午、下午受理标本安排检验工作。一般应在收到标本当天,不仅做到直接分离,而且做到增菌后的分离。这样,在当日晚或次日晨,即可从分离平皿上挑取可疑菌落做玻片凝集,发现凝集阳性时,结合菌落、菌体形态提出初步报告。对首发病例菌株,需尽快送上一级实验室做进一步鉴定或复查。对以后分离株菌株,经血清凝集结合生化反应结果做出确诊。

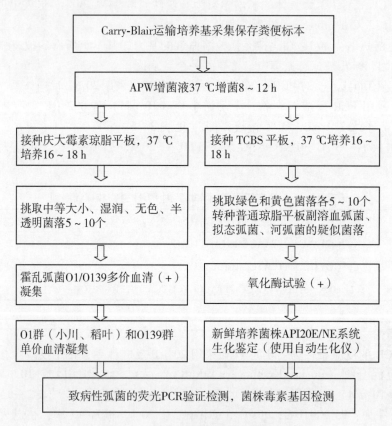

图2-5-1 致病性弧菌检测流程

五、菌株的保存

致病性弧菌在普通平板或斜面上可以存活2个星期以上。在0.4%脑心浸液半固体培养基上,室温下可以保存半年以上,可以作为短期保存或运输。长期保存菌株使用15%~20%甘油肉汤(如20%甘油-脑心浸液培养基)冻存。将大量菌苔充分悬浊于冻存液，−80 ℃冻存，可保存数十年。接种菌量大有利于菌种的保存。长期保存菌种的最佳方法是进行冻干。将菌液悬浊于5%脱脂牛奶，冻干后抽真空封口，室温即可长期保存。

对于分离可疑菌落，无论是否得到明确的鉴定结果，都应保存，至少一式三份，分别做自留保存、上送总菌种库、质控考核备用。

参考文献

［1］WHO/CDS/CSR/EDC/99.8. Laboratory methods for the diagnosis of epidemic dysentery and cholera［M］. Atlanta, Georgia：Centers for Disease Control and Prevention, 1999.

［2］KEASLER S P, HALL R H. Detecting and biotyping *Vibrio cholerae* O1 with multiplex polymerase chain reaction［J］. Lancet, 1993, 341(8861)：1661.

［3］BHATTACHARYA M K, BHATTACHARYA S K, GARG S, et al. Outbreak of *Vibrio cholerae* non-O1 in India and Bangladesh［J］. Lancet, 1993, 22；341(8856)：1346 – 1347.

［4］MORRIS JG Jr. Cholera-modern pandemic disease of ancient lineage［J］. Emerging Infectious Diseases, 2011, 17(11)：2099 – 2104.

［5］王晓梅，王多春，谭海玲，等. 实时 PCR 检测 O1 群和 O139 群霍乱弧菌方法的建立及应用［J］. 中华流行病学杂志, 2007, 28(8)：768 – 771.

［6］POPOVIC T, FIELDS P I, OLSVIK. Detection of cholera toxin genes［M］//Wachsmuth I K, Blake P A, Olsvik (ed.). *Vibrio cholerae* and cholera：molecular to global perspectives. Washington D C：ASM Press, 1994：41 – 52.

［7］PEARSON G D, WOODS A, CHIANG S L, et al. CTX genetic element encodes a site-specific recombination system and an intestinal colonization factor［J］. Proc Natl Acad Sci USA, 1993, 90(8)：3750 – 3754.

（王多春　梁未丽　阚飙）

第六章 小肠结肠炎耶尔森菌与假结核耶尔森菌

第一节 基本特征

一、概述

小肠结肠炎耶尔森菌与假结核耶尔森菌是肠杆菌科耶尔森菌属的两种肠道致病菌，也是一种人兽共患病原菌，在全球各大洲均有分布。人感染这两种病原菌后造成临床征象相似，引起人类多种肠道症状，如腹泻、肠系膜淋巴结炎等，以自限性为主。而更让研究者关注的则是它能够通过淋巴系统播散，引起一系列肠道外并发症状，如反应性关节炎、结节性红斑、心内膜炎等，甚至发展为败血症，造成死亡[1]。小肠结肠炎耶尔森菌在欧洲是继沙门菌和空肠弯曲菌之后第三大腹泻病原菌[2]，北欧国家是全球小肠结肠炎耶尔森菌感染率最高的地区[3]。芬兰、日本与俄罗斯远东地区是假结核耶尔森菌分离率最高的地区。芬兰是报告出现暴发最多的地区[4]。

由于小肠结肠炎耶尔森菌与假结核耶尔森菌具有嗜冷性，在低温、低氧环境中都能生长，冰箱中存放食品为本菌的重要传染来源，也被称为"冰箱病"[1,5]。该两种菌主要通过粪-口途径传播，人与感染动物的粪便接触，或食用被污染的食品造成感染，也属于一种食源性疾病，是各国出入境检验检疫的重要病原菌。根据已经开展的全国性调查研究，证明两种耶尔菌病在我国的分布是非常广泛的，但是由于医务人员普遍缺乏对本菌的认识，不能排除诊断不及时，易造成误诊，造成感染慢性化和并发各种合并症的可能。

二、分类学

在分类学上，两种耶尔森菌均属于肠杆菌科（Enterobacteriaceae）耶尔森菌属（*Yersinia*）。2000 年以前，国际上一致公认耶尔森菌属包括 11 个种，其中鼠疫耶尔森菌（*Y. pestis*）、假结核耶尔森菌（*Y. pseudotuberculosis*）、小肠结肠炎耶尔森菌（*Y. enterocolitica*）3 个种对人类致病，其他 8 个种分别为：阿氏耶尔森菌（*Y. aldovae*）、伯氏耶尔森菌（*Y. bercovieri*）、弗氏耶尔森菌（*Y. frederiksenii*）、中间耶尔森菌（*Y. intermedia*）、克氏耶尔森菌（*Y. kristensenii*）、莫氏耶尔森菌（*Y. mollaretii*）、罗氏耶尔森菌（*Y. rohdei*）、鲁氏耶尔森菌（*Y. ruckeri*）[6,7]。2005 年以后陆续通过 16S rRNA、

DNA-DNA 杂交等方法发现并确认了 6 个新种，分别为：*Y. aleksiciae*、*Y. similis*、*Y. massiliensis*、*Y. entomophaga*、*Y. nurmii* 与 *Y. pekkanenii*（目前尚没有中文命名）[7-12]。

多位点序列分析和 DNA-DNA 杂交显示，假结核耶尔森菌和小肠结肠炎耶尔森菌在 200 万年前由共同的祖先分别进化而来；而假结核耶尔森菌与鼠疫耶尔森菌在遗传学上非常相近，DNA 同源性大于 90%，鼠疫耶尔森菌则是在 1 500 ~ 2 000 年前从 O1:b 血清型假结核耶尔森菌进一步进化而来[13,14]。分类学上曾经一度讨论把鼠疫耶尔森菌与假结核耶尔森菌合并为一个种，但是由于鼠疫耶尔森菌在致病性和传播途径上与假结核耶尔森菌感染有着巨大的差异，在实验室菌株管理级别上有差异，最后仍旧分为两个种[3]。而在菌体形态、生长温度、生化反应等表型，以及致病性、传播途径等方面，假结核耶尔森菌则与小肠结肠炎耶尔森菌具有诸多相似之处。

三、病原学特征

1. 形态学特征

小肠结肠炎耶尔森菌与假结核耶尔森菌为革兰染色阴性的短杆菌，需要或兼性厌氧，但有时革兰染色不稳定；0 ~ 45 ℃均可生长，22 ~ 30 ℃生长最佳，在低温下仍然可以存活。小肠结肠炎耶尔森菌菌体呈球杆状，宽 0.5 ~ 0.8 μm，长 1 ~ 3 μm，不形成芽孢；周身鞭毛，在 22 ~ 30 ℃培养时有动力，37 ℃培养则无动力。小肠结肠炎耶尔森菌在 22 ~ 30 ℃培养时亦有丰富的菌毛形成，33 ℃培养时有少量菌毛形成，35 ℃培养时则无菌毛[15]。假结核耶尔森菌菌体形态类似，个体形态更小。

2. 血清分型

根据菌体脂多糖（LPS）O 侧链，小肠结肠炎耶尔森菌目前已经陆续报道 60 多个血清型[16]。小肠结肠炎耶尔森菌同一株菌可能具有多种"O"抗原因子，如：O:5,27、O:1,2a,3 等。用活菌抗原做凝集试验，必须与各型血清都做试验，才能判定型别。某些 O 抗原同其他细菌有共同性，如 O:9 与布鲁菌有交叉反应，O:12 血清与沙门菌有交叉反应等。流行病学研究发现，主要致病性菌株血清型为 O:3、O:9[1]。生物 1B 型的 O:8 血清型具有高致病性；而我国目前分离到的 O:8 型菌株属于生物 1A 型，均缺乏毒力因子。

而假结核耶尔森菌目前一共发现了 15 个血清型，10 个血清亚型：O:1a、O:1b、O:1c、O:2a、O:2b、O:2c、O:3、O:4a、O:4b、O:5a、O:5b、O:6、O:7、O:8、O:9、O:10、O:11、O:12、O:13、O:14、O:15[17]。从目前世界各地分离到的菌株来看，O:1 ~ O:5 血清型菌株大多数是致病性菌株，其中 O:1b 与 O:3 型是致病性菌株分布的最主要血清型。而新发现的血清型致病性菌株较少见[18]。

3. 生物分型

小肠结肠炎耶尔森菌根据七叶苷、脂酶、木糖、海藻糖等生化反应被分为生物 1A、1B、2、3、4、5 共 6 个生物型。生物 1A 型菌株基本上是非致病性的；而致病性菌株通常为生物 1B、2、3、4 和 5 型。我国的 O:3 血清型以生物 3 型为主，而国外 O:3 型则以生物 4 型为主；我国与国外相同 O:9 型以生物 2 型为主，具有显著的地域性差异[1,15]。

通过棉子糖、蜜二糖、枸橼酸利用试验，可将假结核耶尔森菌分为 4 个生物型[19]。

4. 抗生素敏感性

小肠结肠炎耶尔森菌的抗生素敏感性与其染色体介导的 β - 内酰胺酶有关。血清型 O:3 和 O:9 型菌株对氨苄西林、头孢噻吩、羧苄西林和青霉素耐药。然而，生物 1B 型 的 O:8 血清型菌株与其他常见的血清型不同，它对氨苄西林是敏感的，而对羧苄西林和 头孢噻吩是耐药的[20]。

假结核耶尔森菌对红霉素、林可霉素、新生霉素耐药。部分菌株对四环素高度敏 感，而另一部分菌株则对四环素、多西环素、美他环素等耐药。俄罗斯进行的研究认为 喹诺酮类（环丙沙星、诺氟沙星、依诺沙星）、四环素、氨基糖苷类（奈替米星、阿米 卡星）、头孢噻肟、头孢唑啉推荐用于治疗。

四、致病性与毒力因子

两种耶尔森菌具有一种嗜淋巴组织的特征，T 细胞介导的细胞免疫在抗感染中起主 要作用。该菌经口进入人体消化道，移行至回肠，通过肠上皮固有层 M 细胞转入 Peyer's 结进行繁殖，发生病理损害。在部分患者，细菌向深部播散入血，移行到肝、 脾，发生全身损害[21]。

目前已证实毒力质粒、肠毒素、超抗原、铁摄取系统等与致病性密切相关。

1. 毒力质粒（pYV）

两种耶尔森菌具有一个约 70 kb 的毒力质粒（pYV），是耶尔森菌致病所必需的[22]。 pYV 主要分泌四类蛋白：黏附素（YadA）、分泌性外膜蛋白（Yops）、Yops 分泌蛋白 （Ysc）和调节蛋白（Lcr）。该质粒编码一套完整的 Ⅲ 型分泌系统和一组与致病性有关 的分泌性外膜蛋白（Yop）以及其蛋白伴侣，使得细菌能够突破宿主防御机制，能够在 宿主淋巴组织生存和增殖，是致病所必需的。

2. 侵袭力

小肠结肠炎耶尔森菌侵袭力较强，在本菌属中引起人类疾病最为广泛。小肠结肠炎 耶尔森菌的致病性主要是由质粒介导的侵袭力所致，而不是毒素。分子水平上，目前认 为是由质粒编码的黏附素（YadA）黏附到细胞表面，随后由染色体编码的侵袭素介导 进入细胞内部。另一个黏附侵袭位点 *ail*（attachment invasion locus）与侵袭素相似，具 有使小肠结肠炎耶尔森菌侵入上皮细胞的能力[23]。

假结核耶尔森菌侵袭素基因（*inv*）与小肠结肠炎耶尔森菌的 *ail* 基因的作用近似， 所有的从人或感染动物分离的菌株均携带有 *inv* 基因[24]。

3. 肠毒素

不同小肠结肠炎耶尔森菌能产生一系列耐热性肠毒素（YSTs），属于耐热肠毒素家 族，与其他肠道致病菌产生的肠毒素具有类似的致病特性。目前研究普遍认为，小肠结 肠炎耶尔森菌的致泻作用主要是由 YSTa 引起的，是致病性小肠结肠炎耶尔森菌必需的 毒力因子[25]。部分生物 1A 型非致病性菌株能够产生 YSTb；近年来又陆续发现 YSTc、 YST Ⅱ 等新成员[26]。

假结核耶尔森菌未发现肠毒素。

五、临床表现

小肠结肠炎耶尔森菌病潜伏期一般 1～10 d，3～7 d 最为常见。

（1）肠炎型：是最常见的临床类型。表现为黄水样便、黏液便，重者可出现血便，某些患者常伴有腹痛和呕吐。

（2）类阑尾炎型（末端回肠炎）：表现为右下腹 1/4 处疼痛，是临床上的一种急腹症。常被诊断为阑尾炎，但通常手术后发现阑尾正常，可见肠系膜淋巴结肿大。

（3）关节炎型：以成人为主，女性居多。典型表现是关节发病，一个接一个相继出现疼痛、肿胀和关节囊液渗出。目前研究结果证实，欧洲一些慢性反应性关节炎患者是由于小肠结肠炎耶尔森菌感染造成的。

（4）结节性红斑型：多发生在肠炎后 1～2 周，此类患者有 40% 的病例缺乏胃肠症状，女性居多，常见部位为腿的前部，其次为前臂。

（5）败血症型：不常见，但症状严重，病死率接近 50%。急性型突然发病，多有寒战，伤寒样和疟疾样发热；肝、脾常肿大，多数患者有腹痛，预后不良。

假结核耶尔森菌感染较典型的临床症状为：右下腹痛，类似阑尾炎，发热，仅有半数感染者会出现腹泻，部分伴有关节痛或背痛。细菌从肠系膜淋巴结播散入血，导致患者出现全身感染症状：高热、红疹、结膜充血等[27]，严重者还会出现谵妄、意识不清，或发展成为严重败血症，造成死亡。从动物实验及患者病理组织切片可见，由于该菌的淋巴嗜性，侵犯肠道淋巴组织，出现微脓肿，造成肠系膜淋巴结炎和终末回肠炎。已经证实，部分人类 Crohn's 病是由于该菌感染造成的[28]。假结核耶尔森菌感染后出现的一系列并发症，以自身免疫损害多见，如反应性关节炎、结节性红斑、肾功能损害等，还偶见 Reiter's 综合征（结膜 - 尿道 - 滑膜综合征）、强直性脊柱炎、急性葡糖膜炎、慢性胰腺炎、川崎病等[27]。

小肠结肠炎耶尔森菌的感染免疫并不能抵御假结核耶尔森菌感染[29]。

六、流行病学特征

1. 传染源与宿主

小肠结肠炎耶尔森菌与假结核耶尔森菌是人兽共患病原体，具有广泛的动物宿主，在人类以及所有温血的野生或家养动物中均能发现，在爬行动物、鱼和甲壳水生动物的体表和体内也偶有发现，已经证明苍蝇、蟑螂等昆虫带菌。也可分离自食物以及环境中。食物和饮水受到污染是造成耶尔森菌病暴发流行的重要原因[1]。

已经证实，猪是小肠结肠炎耶尔森菌最主要的宿主，是人类的重要传染源。从我国 11 个省市进行的调查显示，小肠结肠炎耶尔森菌的平均携带率为 19.53%，最高的地区达到 54.90%。并且通过分子生物学手段证实，猪群是当地人群感染的主要传染源，也可能是当地其他动物感染的重要源头。（在猪群具有较高带菌率的地区，可以认为当地人群）具有较高的感染小肠结肠炎耶尔森菌病的风险[30]。犬目前也被证实是小肠结肠炎耶尔森菌的一种重要传染源[31]。目前已发现 20 多种啮齿类动物带菌。家禽和野生鸟类也都可能被感染，成为健康带菌者，具有传播作用。

假结核耶尔森菌分布则更为广泛，从昆虫、鸟类到哺乳动物，均可成为该菌的宿主。该菌广泛分布于各种水体及土壤等环境中，在各种清洁度的水源如井水、细菌学洁净的泉水、1 级和 2 级清洁度的表面水以及严重污染的水体都曾分离到该菌[32]。

哺乳动物和鸟类是重要的储存宿主，假结核耶尔森菌在鸟类中的感染率通常大大高于小肠结肠炎耶尔森菌，尤其是野鸟在传染链中的意义更为重要，候鸟的迁徙则对于假结核耶尔森菌在世界范围内不同大陆之间的广泛传播起到很大作用[33]。

2. 传播途径

小肠结肠炎耶尔森菌与假结核耶尔森菌主要依靠粪–口途径传播。人类感染主要是通过接触被感染动物粪便污染的食物和水，以及与动物的直接接触造成的。人类患者的便、尿带菌可引起人群间的相互传染。人类通过直接接触被感染的家畜，如犬等动物，以及水及土壤也能造成感染，由宠物传播的假结核耶尔森菌感染多是通过直接接触造成的[32]。

小肠结肠炎耶尔森菌与假结核耶尔森菌是一种食源性病原菌，可以在冰箱低温储存的食品中繁殖，通过冰箱储存食物造成传播。目前，已从各种食物中分离出小肠结肠炎耶尔森菌，包括：巴氏消毒乳、巧克力牛乳、冰激凌、牛肉馅饼、胡萝卜、土豆、甜菜等。该菌的污染可能发生在食物的制造、加工、运输及售卖各过程。水源或土源传播造成的疫情多是由于水和土壤遭到了被感染牲畜粪便的污染[1]。

3. 易感人群

人群普遍易感。小肠结肠炎耶尔森菌感染率无明显的性别、年龄差异。但感染后，以 1～4 岁、10～29 岁年龄段发病为多，2/3 发病者见于婴儿和儿童。免疫功能低下者也易发病。有肝病、糖尿病、血液病等免疫缺陷者，感染该菌后，病情加重，易发生败血症、多脏器损害，病死率高。人类严重感染一般发生在有免疫抑制的或铁过载的人群中[34]。

4. 流行现状

小肠结肠炎耶尔森菌病是一种全球性疾病，但存在明显的地区差异。到目前为止，已有 40 多个国家报告有小肠结肠炎耶尔森菌感染存在，主要是欧洲、日本等国家和地区。欧洲的比利时、荷兰、瑞典、芬兰等国是目前人类小肠结肠炎耶尔森菌感染率最高的国家。中国在 20 世纪 80 年代报道过两次暴发，大约有 500 人感染[35,36]。假结核耶尔森菌的感染率一般稍低于小肠结肠炎耶尔森菌，该菌多分离于北半球，南半球主要见于澳大利亚和新西兰，南美（除巴西外）与非洲则罕有报道。北半球又以北欧、远东地区的分离率最高[37]，芬兰与日本是假结核耶尔森菌感染的两个大国，尤其自 20 世纪 80 年代以来，芬兰至少报道过 6 次假结核耶尔森菌的暴发流行[33]。

小肠结肠炎耶尔森菌在各个年龄组均有发病，以婴幼儿的发病率为高。婴幼儿发病多为腹泻型病例，其他临床型病例的发病率则低于成人。较大年龄儿童和青少年多为假阑尾炎型。成人以胃肠炎表现者多见，关节炎和结节性红斑也很多。2/3 的急性耶尔森菌感染表现为小肠结肠炎，伴有特征性的发热性腹泻与腹痛。特别是 5 岁以下的儿童感染可出现血性腹泻。较大儿童和青少年感染之后通常出现急性肠系膜淋巴结炎伴有白细胞升高，在临床上很难与急性阑尾炎区分，以致被施行不必要的剖腹手术[3,5]。假结核耶尔森菌在动物中的感染比较普遍，但人类感染比较少见。

小肠结肠炎耶尔森菌病一年四季均可发生，在寒冷季节多发。由于小肠结肠炎耶尔森菌的嗜冷性，低温保存的食品具有更大的传染性，偶见夏天比冬天发病更多的报告。假结核耶尔森菌的传播多发生在晚冬至早春，而小肠结肠炎耶尔森菌的传播则多在冬季中期至初夏[29]。

参考文献

[1] BOTTONE E J. *Yersinia enterocolitica*：the charisma continues[J]. Clin Microbiol Rev, 1997, 10(2)：257－276.

[2] EUROPEAN FOOD SAFETY AUTHORITY (EFSA), EUROPEAN CENTRE FOR DISEASE PREVENTION AND CONTROL (ECDC). The European Union summary report on trends and sources of zoonoses, zoonotic agents and food-borne outbreaks in 2009[J]. EFSA J, 2011, 9：2090.

[3] WANG X, QIU H, JIN D, et al. O:8 serotype *Yersinia enterocolitica* strains in China [J]. Int J Food Microbiol, 2008, 125(3)：259－266.

[4] JALAVA K, HALLANVUO S, NAKARI U M, et al. Multiple outbreaks of *Yersinia pseudotuberculosis* infections in Finland[J]. J Clin Microbiol, 2004, 42(6)：2789－2791.

[5] WANG X, CUI Z, JIN D, et al. Distribution of pathogenic *Yersinia enterocolitica* in China[J]. Eur J Clin Microbiol Infect Dis, 2009, 28(10)：1237－1244.

[6] SULAKVELIDZE A. *Yersiniae* other than *Y. enterocolitica*, *Y. pseudotuberculosis*, and *Y. pestis*：the ignored species[J]. Microbes Infect, 2000, 2(5)：497－513.

[7] SPRAGUE L D, NEUBAUER H. *Yersinia aleksiciae* sp. nov. [J]. Int J Syst Evol Microbiol, 2005, 55(Pt2)：831－835.

[8] SPRAGUE L D, SCHOLZ H C, AMANN S, et al. *Yersinia similis* sp. nov. [J]. Int J Syst Evol Microbiol, 2008, 58(Pt4)：952－958.

[9] MERHEJ V, ADEKAMBI T, PAGNIER I, et al. *Yersinia massiliensis* sp. nov., isolated from fresh water[J]. Int J Syst Evol Microbiol, 2008, 58(Pt4)：779－784.

[10] HURST M R, BECHER S A, YOUNG S D, et al. *Yersinia entomophaga* sp. nov. isolated from the New Zealand grass grub Costelytra zealandica[J]. Int J Syst Evol Microbiol, 2011, 61 (Pt4)：844－849.

[11] MURROS-KONTIAINEN A E, FREDRIKSSON-AHOMAA M, KORKEALA H, et al. *Yersinia nurmii* sp. nov. [J]. Int J Syst Evol Microbiol, 2011, 61(Pt10)：2368－2372.

[12] MURROS-KONTIAINEN A E, JOHANSSON P, NISKANEN T, et al. *Yersinia pekkanenii* sp. nov. [J]. Int J Syst Evol Microbiol, 2011, 61(Pt10)：2363－2367.

［13］ACHTMAN M, MORELLI G, ZHU P, et al. Microevolution and history of the plague bacillus, *Yersinia pestis*［J］. Proc Natl Acad Sci USA, 2004, 101(51)：17837 – 17842.

［14］WREN B W. The *Yersiniae*—A model genus to study the rapid evolution of bacterial pathogens［J］. Nat Rev Microbiol, 2003, 1(1)：55 – 64.

［15］WEAGANT S D, FENG P, STANFIELD J T. Bacteriological analytical manual online. Chapter 8, *Yersinia enterocolitica*［EB/OL］. http://www. fda. gov/Food/FoodScienceResearch/LaboratoryMethods/ucm072633. html.

［16］BOTTONE E J. *Yersinia enterocolitica*：overview and epidemiologic correlates ［J］. Microbes Infect, 1999, 1(4)：323 – 333.

［17］SKURNIK M, PEIPPO A, ERVELA E. Characterization of the O-antigen gene clusters of *Yersinia pseudotuberculosis* and the cryptic O-antigen gene cluster of *Yersinia pestis* shows that the plague bacillus is most closely related to and has evolved from *Y. pseudotuberculosis* serotype O: 1b［J］. Mol Microbiol, 2000, 37(2)：316 – 330.

［18］NAGANO T, KIYOHARA T, SUZUKI K, et al. Identification of pathogenic strains within serogroups of *Yersinia pseudotuberculosis* and the presence of non-pathogenic strains isolated from animals and the environment［J］. J Vet Med Sci, 1997, 59(3)：153 – 158.

［19］MARTINS C H, BAUAB T M, FALCAO D P. Characteristics of *Yersinia pseudotuberculosis* isolated from animals in Brazil［J］. J Appl Microbiol, 1998, 85(4)：703 – 707.

［20］汪华, 景怀琦, 朱凤才, 等. 小肠结肠炎耶尔森氏菌［M］. 北京：人民卫生出版社, 2004.

［21］CORNELIS G R. *Yersinia* type Ⅲ secretion：send in the effectors［J］. J Cell Biol, 2002, 158(3)：401 – 408.

［22］ROHDE J R, LUAN X S, ROHDE H, et al. The *Yersinia enterocolitica* pYV virulence plasmid contains multiple intrinsic DNA bends which melt at 37 degrees［J］. J Bacteriol, 1999, 181(14)：4198 – 4204.

［23］PIERSON D E, FALKOW S. The *ail* gene of *Yersinia enterocolitica* has a role in the ability of the organism to survive serum killing［J］. Infect Immun, 1993, 61(5)：1846 – 1852.

［24］REVELL P A, MILLER V L. A chromosomally encoded regulator is required for expression of the *Yersinia enterocolitica inv* gene and for virulence［J］. Mol Microbiol, 2000, 35 (3)：677 – 685.

［25］DELOR I, KAECKENBEECK A, WAUTERS G, et al. Nucleotide sequence of *yst*, the *Yersinia enterocolitica* gene encoding the heat-stable enterotoxin, and prevalence of the gene among pathogenic and nonpathogenic Yersiniae［J］. Infect Immun, 1990, 58(9)：2983 – 2988.

［26］RAMAMURTHY T, YOSHINO K, HUANG X, et al. The novel heat-stable enterotoxin subtype gene (*ystB*) of *Yersinia enterocolitica*：nucleotide sequence and distribution of the *yst* genes［J］. Microb Pathog, 1997, 23(4)：189 – 200.

［27］ABE J, ONIMARU M, MATSUMOTO S, et al. Clinical role for a superantigen in *Yersinia pseudotuberculosis* infection［J］. J Clin Invest, 1997, 99(8)：1823 – 1830.

［28］ZIPPI M, COLAIACOMO M C, MARCHEGGIANO A, et al. Mesenteric adenitis caused by *Yersinia pseudotubercolosis* in a patient subsequently diagnosed with Crohn's disease of the terminal ileum［J］. World J Gastroenterol, 2006, 12(24): 3933 – 3935.

［29］SLEE K J, SKILBECK N W. Epidemiology of *Yersinia pseudotuberculosis* and *Y. enterocolitica* infections in sheep in Australia［J］. J Clin Microbiol, 1992, 30(3): 712 – 715.

［30］LIANG J, WANG X, XIAO Y, et al. Prevalence of *Yersinia enterocolitica* in pigs slaughtered in Chinese abattoirs［J］. Appl Environ Microbiol, 2012, 78(8): 2949 – 2956.

［31］WANG X, CUI Z, WANG H, et al. Pathogenic strains of *Yersinia enterocolitica* isolated from domestic dogs (*Canis familiaris*) belonging to farmers are of the same subtype as pathogenic *Y. enterocolitica* strains isolated from humans and may be a source of human infection in Jiangsu Province, China［J］. J Clin Microbiol, 2010, 48(5): 1604 – 1610.

［32］NUORTI J P, NISKANEN T, HALLANVUO S, et al. A widespread outbreak of *Yersinia pseudotuberculosis* O:3 infection from iceberg lettuce［J］. J Infect Dis, 2004, 189 (5): 766 – 774.

［33］NISKANEN T, WALDENSTROM J, FREDRIKSSON-AHOMAA M, et al. *VirF*-positive *Yersinia pseudotuberculosis* and *Yersinia enterocolitica* found in migratory birds in Sweden ［J］. Appl Environ Microbiol, 2003, 69(8): 4670 – 4675.

［34］DEACON A G, HAY A, DUNCAN J. Septicemia due to *Yersinia pseudotuberculosis*—a case report［J］. Clin Microbiol Infect, 2003, 9(11): 1118 – 1119.

［35］殿斌, 靳荣华, 庞炜英, 等. 我国首次发生小肠结肠炎耶氏菌暴发流行［J］. 中国人兽共患病杂志, 1987, 3(5): 2 – 4.

［36］沈阳市卫生防疫站. 国内首次 O:9 血清型耶氏菌腹泻的暴发流行［C］//小肠结肠炎耶氏菌科研论文汇编. 中华流行病学杂志, 1987: 16 – 19.

［37］JALAVA K, HALLANVUO S, NAKARI U M, et al. Multiple outbreaks of *Yersinia pseudotuberculosis* infections in Finland［J］. J Clin Microbiol, 2004, 42(6): 2789 – 2791.

（王鑫　郝琼　顾玲　景怀琦）

第二节 检 测 技 术

一、标本检测流程

小肠结肠炎耶尔森菌与假结核耶尔森菌使用相同的分离培养流程,通过菌株形态、生化反应特征的差异进行鉴别(见图2-6-1)。

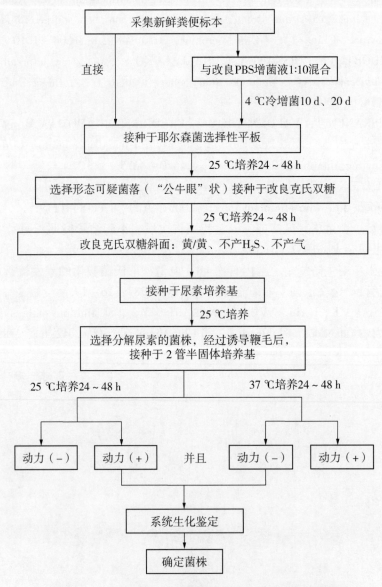

图2-6-1 小肠结肠炎耶尔森菌与假结核耶尔森菌检测流程

二、不同培养基菌落生长形态特征

小肠结肠炎耶尔森菌与假结核耶尔森菌在各种肠道非选择性培养基上都可生长；在需氧或厌氧条件下均可生长，生长温度范围为 0 ～ 45 ℃。不同于其他肠道菌，耶尔森菌的最佳生长温度为 25 ～ 28 ℃，因此小肠结肠炎耶尔森菌与假结核耶尔森菌的分离培养全部在 25 ℃条件下进行。

一般传代培养，使用普通 LB 平板或脑心浸液平板。小肠结肠炎耶尔森菌培养 18 ～ 24 h，假结核耶尔森菌生长速度较慢，需要 24 ～ 48 h。两种耶尔森菌的菌落形态类似，假结核耶尔森菌菌落更为细小。25 ℃培养 24 h，呈细小湿润的奶白色菌落，脑心浸液平板上菌落稍大，颜色稍深，在肉汤中呈均匀混浊生长，一般不形成菌膜。

耶尔森选择性培养基（Yersinia selective agar）是专用的选择培养基，即 CIN 培养基，有成品售卖，也可以自行配制。25 ℃培养 24 ～ 48 h，形成较小的玫瑰红色"公牛眼"状菌落。

麦康凯平板 25 ℃培养 24 h，形成直径约 0.5 ～ 1.0 mm、圆形、光滑、湿润、扁平略有凸起、半透明的菌落，中央有极淡的粉色。

小肠结肠炎耶尔森菌与假结核耶尔森菌 22 ～ 30 ℃培养时有动力，37 ℃培养则无动力。半固体培养基 25 ℃培养 24 h，沿穿刺线呈毛刷状生长；37 ℃培养 24 h 则无扩散生长现象。

三、标本的采集与接种

为提高菌株的分离率，小肠结肠炎耶尔森菌与假结核耶尔森菌常规分离培养方法采用长时间冷增菌的方式。但如果是在发病前期的患者，粪便带菌量较大，可不必增菌，从粪便标本中直接分离到菌株。为同时兼顾标本分离率与标本检测周期，采用一份标本分别直接接种选择性培养基后进行分离培养与冷增菌后分离培养的双渠道策略。

采集患者新鲜粪便标本，着重选取性状改变或脓液、黏液部位，接种培养基，接种后立即放置到需要的培养温度。避免采集离体超过 1 h 以上的粪便。标本采集要足量，不能使用肛拭子代替粪便来采集标本。

四、冷增菌

增菌液需要至少 6 mL 以上，过小体积不利于标本的增菌培养。挑取足量的病例新鲜粪便，着重选取性状改变或脓液、黏液部位，按照 1∶10 的比例接种于改良 PBS 增菌液中。如果粪便标本已预先采集并放置于 Carry-Blair 运输培养基（CB 培养基）中，则需要挑取更大量的粪便 – CB 培养基混合物接种于改良 PBS 增菌液中。

接种后立即置于 4 ℃进行冷增菌 10 ～ 20 d，期间避免在室温放置。为提高菌株分离率，分别在增菌第 10 天、第 20 天两次划线接种[1]。

五、选择性平板的接种

（1）标本直接接种：挑取新鲜粪便标本，或粪便 – CB 培养基混合物划线接种于耶尔森菌选择性培养基。

（2）冷增菌后接种：于冷增菌第 10 天、第 20 天划线接种于耶尔森菌选择性平板。增菌管内液体量较大，在接种前应充分混匀，再用接种环挑取液体，接种于预选择性平板。

采取分区划线的方式，一般划 3 ～ 4 区。

耶尔森菌选择性培养基上 25 ℃培养 24 ～ 48 h。

在耶尔森菌选择性平板上，小肠结肠炎耶尔森菌形成较小的湿润菌落，直径为 1 ～ 2 mm。中心呈深玫瑰红色，凸起较尖锐，周围有明显透明环，称为"公牛眼"。假结核耶尔森菌在耶尔森菌选择性平板上形态与小肠结肠炎耶尔森菌相似，但菌落更小，中心玫瑰色更深，周围透明环更窄。

六、生化特征筛选

从每块选择性培养基上挑取 5 个可疑菌落进行生化鉴定。

1. 糖分解试验

挑取可疑菌落接种改良克氏双糖斜面，25 ℃培养 24 ～ 48 h。

挑选斜边/底层均变为黄色（A/A）、不产 H_2S、不产气（可能有微量气体，小泡，但不会将培养基顶裂或顶起）的菌株进一步鉴定。

疑似小肠结肠炎耶尔森菌的菌株接种改良克氏双糖斜面，25 ℃培养 24 h 以内即会观察到如上反应；继续培养至 48 h，则可能出现底层转而变红的现象。而疑似假结核耶尔森菌的菌株则需要 25 ℃培养至 48 h，才会观察到斜边/底层均变为黄色的现象。

2. 尿素分解试验

刮取改良克氏双糖斜面上的菌苔，接种于尿素培养基，振荡均匀，25 ℃培养；2 ～ 4 h 开始陆续观察到尿素培养基变红色，则为尿素酶阳性；进一步检测动力，观察至 48 h 结束。

3. 动力试验

将尿素酶阳性菌株接种于 2 管半固体，分别置于 25 ℃与 37 ℃培养 48 h。选取 25 ℃动力（＋）且 37 ℃动力（－）的菌株，进行进一步系统生化鉴定。由于多次传代，可能菌株动力不典型。对于形态可疑的菌株，可进行诱导后，再次进行动力试验，以避免漏检。

4. 系统生化鉴定

将上述可疑菌落重新在脑心肉汤平板或 LB 平板上 25 ℃培养传代后进行系统生化鉴定，确定菌株。由于耶尔森菌生长温度的特殊性，系统生化反应也需要在 25 ～ 30 ℃进行。37 ℃培养可能使部分生化反应结果发生变化，无法判读；此外，可能会出现部分生化反应异常的情况，如鸟氨酸脱羧酶、枸橼酸等反应。当菌落形态相似，其他生化反应较为符合的情况下，可用单管手动生化反应进行复核，以免漏掉阳性菌株。

小肠结肠炎耶尔森菌与假结核耶尔森菌的主要生化反应差异见表 2 - 6 - 1[2]。

表 2 - 6 - 1　小肠结肠炎耶尔森菌与假结核耶尔森菌生化反应比较

生 化 反 应	Y. e.	Y. pt.	生 化 反 应	Y. e.	Y. pt.
动力 25 ℃/37 ℃	+/-	+/-	葡萄糖产气	-	-
尿素	+	+	甘露醇	+	+
H₂S	-	-	山梨醇	+	+
氧化酶	-	-	蔗糖	+	-
吲哚	v	-	棉子糖	-	v
靛基质	v	v	蜜二糖	-	v
甲基红	+	+	鼠李糖	-	+
VP 25 ℃/37 ℃	v/-	-	纤维二糖	+	-
枸橼酸盐	-	v	肌醇	v	-
苯丙氨酸脱氨酶	-	-	乳糖	v	-
鸟氨酸脱羧酶	+	-	阿拉伯糖	+	+
赖氨酸脱羧酶	-	-	水杨酸	v	v
精氨酸脱羧酶	-	-	七叶苷	v	+

注：Y. e.：小肠结肠炎耶尔森菌；Y. pt.：假结核耶尔森菌；+：阳性结果；-：阴性结果；v：不同菌株结果不同。

七、菌株病原学特征鉴定

（一）血清分型

1. 小肠结肠炎耶尔森菌

使用致病性菌株常见血清型（我国一般为 O:3、O:8、O:9 型）的特异性单克隆抗体或分型血清进行玻片凝集。

小肠结肠炎耶尔森菌同一株菌可能具有多种"O"抗原因子，如：O:5,27、O:1,2a,3 等。用活菌抗原做凝集试验，必须与各型血清都做检测，才能判定型别；仅与少数得到的血清做试验，有时会漏掉其他抗原因子。某些"O"抗原同其他细菌有共同性，如 O:9 血清型与牛种布鲁菌有交叉反应，O:12 血清型与沙门菌有交叉反应等。

通过玻片凝集进行血清分型，典型的凝集阳性结果为：形成大的凝集颗粒，液体完全变清亮。有时凝集结果不够典型，液体仍有混浊，但凝集颗粒已形成，颗粒稍小，可以判定为阳性结果。单克隆抗体的凝集与血清凝集结果不同，呈细沙状。

兔免疫分型诊断血清由于是多克隆抗体，因此会存在非特异凝集，在启用一个批次诊断血清前，需要做好质量评价。

2. 假结核耶尔森菌

目前一共发现了假结核耶尔森菌 15 个血清型、6 个血清亚型：O:1a、O:1b、O:1c、O:2a、O:2b、O:2c、O:3、O:4a、O:4b、O:5a、O:5b、O:6、O:7、O:8、O:9、O:10、O:11、O:12、O:13、O:14、O:15。假结核耶尔森菌各个血清型都发现了致病性菌株；同一血清型既有致病性菌株，也有非致病性菌株。从目前世界各地分离到的菌株来看，O:1 ～ O:5 血清型菌株大多数是致病性菌株。

由于分型血清的局限性，目前使用 PCR 方法进行血清分型。

使用普通 PCR 方法扩增表 2 - 6 - 2 中的基因，根据各个基因的组合判断血清型[3]。

表 2 - 6 - 2　假结核耶尔森菌血清分型判别

血清	基因										
	gmd-fcl	ddhC-prt	manB	abe	wbyL	wbyH	ddhA-B	wbyK	wzx	wzz-gsk	hemD-ddhD
	扩增片段长度（bp）										
	1 370	1 072	963	755	644	528	407	307	105	742	181
O:1a		+				+	+	+			
O:1b	+	+	+		+	+	+	+		+	+
O:1c	+		+			+	+	+	+		
O:2a				+			+				
O:2b	+		+	+			+				
O:2c			+	+			+				
O:3	+	+	+				+				
O:4a			+				+				
O:4b		+					+				
O:5a	+		+				+		+		
O:5b									+		
O:6							+				
O:7										+	
O:8		+	+								
O:9											
O:10										+	+
O:11	+		+					+	+		
O:12	+		+		+		+				
O:13	+		+		+						
O:14	+		+		+	+		+	+		
O:15	+	+	+			+			+		

注：+：阳性；-：阴性。

（1）引物序列。假结核耶尔森菌血清分型引物序列见表2-6-3。

表2-6-3 假结核耶尔森菌血清分型引物序列

目的基因	引物名称	引物序列（5'-3'）	产物大小（bp）	退火温度（℃）
gmd-fcl	Ypf-14159	TCAAGATCGCCATGAGAC	1 370	
	Ypr-15549	AGGTTCATTCGTTGGTTC		
ddhC-prt	Ypf-5270	CGCATAGAAGAGTTTGTTG	1 072	
	Ypr-6342	CTTTCGCCTGAAATTAGAC		
manB	Ypf-18740	GCGAGCCATAACCCAATAGAC	963	
	Ypr-19703	GCCACCCATCAAATTCCATAC		
abe	Abe1	AGAATAGTTCTGACTGGAGGAAG	775	
	Abe2	TCAGGAGCCATTACCTCATC		
wbyL	Ypf-17770	TTGGAGAAACAAACCTATCTGG	644	53
	Ypr-18414	TTTGCATAAAAACGACATAGGC		
wbyH	Ypf-7170	CGTTATCCCAAAAAAGAGG	528	
	Ypr-7698	ATGGGAGACGCTTGTGATG		
ddhA-B	Ypf-3057	TGTCGCCTAAAGTTATCG	407	
	Ypr-3464	CGAATATCACCGATTTCC		
wbyK	Ypf-13231	CCGATTACCAGATTTTGAC	307	
	Ypr-13538	CAAAATTCTTATAACCACCACG		
wzx	Ypf-8576	GAAATTCGCATGTAAAAGCTATTG	105	
	Ypr-8681	GAACCTAGACTTACCACCCCCAAC		
wzz-gsk	Ypf-20511	GAAAAATACAGCGAGCAG	742	55
	Yerfb2	GAYTTGCGYTTACCAGGAAATTTCATTG		
hemD-ddhD	Ypf-913	CAATCCAATGAAGAGTCAG	181	
	Ypr-1094	CCCTATGACATAAAAACCC		

（2）PCR扩增程序。

a. DNA模板制备。

一般检测使用水煮模板即可：挑取平板上适量菌苔（200 μL枪头尖大小），悬浊于100 μL超纯水，-80 ℃或液氮速冻30 min（-20 ℃冷冻延长时间也可）后迅速沸水浴20～30 min，12 000 r/min离心5 min，取上清液用做模板。

注意：耶尔森菌能产生一种耐热DNA酶，水煮不能使其失活。因此，水煮模板应尽快使用（一般不要超过一星期；如果是扩增ystA等小片段，最好使用新鲜制备的模板，可信度较高），-20 ℃保存，并且避免反复冻融。

b. PCR 扩增条件。

94 ℃ 预变性 2 min；94 ℃ 15 s，退火温度 30 s，72 ℃ 90 s，35 个循环；72 ℃ 扩增 5 min。

（二）生物分型

1. 小肠结肠炎耶尔森菌

根据表 2-6-4 中的生化反应，小肠结肠炎耶尔森菌被分为 1A、1B、2、3、4、5 共 6 个生物型[2]。

表 2-6-4　小肠结肠炎耶尔森菌生物分型指标

生化反应	生物型					
	1A	1B	2	3	4	5
脂肪酶	+	+	-	-	-	-
七叶苷	+	-	-	-	-	-
水杨苷	+	-	-	-	-	-
吲哚	+	+	(+)	-	-	-
木糖	+	+	+	+	-	d
海藻糖	+	+	+	+	+	+
硝酸盐还原试验	+	+	+	+	+	-
DNA 酶	-	-	-	-	+	+
脯氨酸肽酶	d	-	-	-	-	-
β-D-葡萄糖苷酶	+	-	-	-	-	-
吡嗪酰胺酶	+	-	-	-	-	-

注：+：≥90% 的菌株阳性；d：11%～98% 的菌株阳性；-：≥90% 的菌株阴性；（+）：弱阳性反应。

2. 假结核耶尔森菌

通过棉子糖、蜜二糖、枸橼酸利用试验，假结核耶尔森菌可分为 4 个生物型[4]（见表 2-6-5）。

表 2-6-5　假结核耶尔森菌生物分型

生化反应	生物 1 型	生物 2 型	生物 3 型	生物 4 型
棉子糖	-	-	-	+
蜜二糖	+	-	-	+
枸橼酸	-	-	+	-

（三）毒力基因鉴定

1. 小肠结肠炎耶尔森菌

小肠结肠炎耶尔森菌主要进行以下 5 个基因的 PCR 检测。

（1）染色体源毒力基因：

a. *ail*（黏附侵袭位点基因）：介导小肠结肠炎耶尔森菌的侵袭性。

b. *ystA*（小肠结肠炎耶尔森菌耐热性肠毒素 A 基因）：编码致病性小肠结肠炎耶尔森菌分泌的一种耐热肠毒素，是小肠结肠炎耶尔森菌致泻的主要原因。

c. *ystB*（主要为生物 1A 型小肠结肠炎耶尔森菌携带的）：编码一种性质类似于 *ystA* 的耐热性肠毒素，*ystB* 仅存在于生物 1A 型的菌株，目前证实这类菌株通常是非致病性的。已有许多报道称此类菌株能在腹泻患者中分离到，因此这类菌株能否引起一些轻微的疾病有待进一步研究，它是否能够作为毒力决定因子，也有待于进一步研究。

（2）质粒（pYV）源毒力基因：

a. *yadA*（黏附素）：涉及自凝、血清抗性和黏附。

b. *virF*（Yop 调节了的转录活化因子）：Yops 调节蛋白，是致病所必需的。

小肠结肠炎耶尔森菌毒力基因普通 PCR 引物序列见表 2 - 6 - 6。

表2 - 6 - 6　小肠结肠炎耶尔森菌毒力基因 PCR 扩增引物序列[5]

引物名称		引物序列（5′ - 3′）	产物大小(bp)	退火温度(℃)
ail				
	Forward	TAATGTGTACGCTGCGAG	351	57
	Reverse	GACGTCTTACTTGCACTG		
ystA				
	Forward	ATCGACACCAATAACCGCTGAG	79	61
	Reverse	CCAATCACTACTGACTTCGGCT		
ystB				
	Forward	GTACATTAGGCCAAGAGACG	146	61
	Reverse	GCAACATACCTCACAACACC		
yadA				
	Forward	CTTCAGATACTGGTGTCGCTGT	849	60
	Reverse	ATGCCTGACTAGAGCGATATCC	759 *	
virF				
	Forward	GGCAGAACAGCAGTCAGACATA	561	63
	Reverse	GGTGAGCATAGAGAATACGTCG		

注：*表示致病性小肠结肠炎耶尔森菌血清型 O∶8 扩增产物片段大小。

（3）结果分析：典型的致病性菌株毒力基因的分布为 *ail* +、*ystA* +、*yadA* +、*virF* +、*ystB* -。传统意义上的致病性菌株不携带 *ystB*；非致病性菌株不携带 *ail*、*ystA*、*yadA*、*virF*，部分非致病性菌株携带 *ystB* 基因。

2. 假结核耶尔森菌

（1）*inv*（侵袭素基因）：位于染色体上，介导假结核耶尔森菌的侵袭性。

（2）质粒（pYV）源毒力基因：

a. *yadA*（黏附素）：涉及自凝、血清抗性和黏附。

b. *virF*（yop 调节子的转录活化因子）：Yops 调节蛋白，是致病所必需的。

（3）*ypm*（假结核耶尔森菌衍生丝裂原）：是假结核耶尔森菌致病的重要因子，是一种超抗原物质，可分为 A、B、C 3 种型别。

假结核耶尔森菌毒力基因普通 PCR 引物序列见表 2 - 6 - 7。

表 2 - 6 - 7   假结核耶尔森菌毒力基因 PCR 扩增引物序列[5,6]

毒力因子	基因	引物方向	引物序列（5′-3′）	产物大小（bp）	退火温度（℃）
Invasion	*inv*	Forward	CGGTACGGCTCAAGTTAATCTG	183	61
		Reverse	CCGTTCTCCAATGTACGTATCC		
pYV	*yadA*	Forward	CTTCAGATACTGGTGTCGCTGT	849	60
		Reverse	ATGCCTGACTAGAGCGATATCC		
pYV	*virF*	Forward	TCATGGCAGAACAGCAGTCAG	590	53
		Reverse	ACTCATCTTACCATTAAGAAG		
YPMa	*ypmA*	Forward	CACTTTTCTCTGGAGTAGCG	350	51
		Reverse	GATGTTTCAGAGCTATTGTT		
YPMb	*ypmB*	Forward	TTTCTGTCATTACTGACATTA	453	52
		Reverse	CCTCTTTCCATCCATCTCTTA		
YPMc	*ypmC*	Forward	ACACTTTTCTCTGGAGTAGCG	418	53
		Reverse	ACAGGACATTTCGTCA		

八、菌株的保存与运输

1. 菌株保存

小肠结肠炎耶尔森菌与假结核耶尔森菌在普通平板或斜面上可以存活 2 个星期以上。在 0.4% 脑心浸液半固体培养基上至少可以保存 1 年以上，可以作为短期保存或运输之用。长期保存菌株使用 20% ～ 30% 甘油肉汤冻存，− 80 ℃冻存，可保存数十年。接种菌量大有利于菌种的保存。长期保存菌种的最佳方法是进行冻干，将菌液悬浊于 5% 脱脂牛奶，冻干后抽真空封口，室温即可长期保存。

2. 菌株运输

一般采用半固体进行菌株的运输。

按照原卫生部《人间传染的病原微生物名录》规定，小肠结肠炎耶尔森菌运输属于第三类 B 包装，应根据相关规定进行运输。

参考文献

［1］ WANG X, QIU H, JIN D, et al. O: 8 serotype *Yersinia enterocolitica* strains in China ［J］. Int J Food Microbiol, 2008, 125(3): 259 –266.

［2］ WEAGANT S D, FENG P, STANFIELD J T. Bacteriological analytical manual online. Chapter 8, *Yersinia enterocolitica*［EB/OL］. http://www.fda.gov/Food/FoodScienceResearch/LaboratoryMethods/ucm072633.html.

［3］ SKURNIK M, PEIPPO A, ERVELA E. Characterization of the O-antigen gene clusters of *Yersinia pseudotuberculosis* and the cryptic O-antigen gene cluster of *Yersinia pestis* shows that the plague bacillus is most closely related to and has evolved from *Y. pseudotuberculosis* serotype O: 1b［J］. Mol Microbiol, 2000, 37(2): 316 –330.

［4］ MARTINS C H, BAUAB T M, FALCAO D P. Characteristics of *Yersinia pseudotuberculosis* isolated from animals in Brazil［J］. J Appl Microbiol, 1998, 85(4): 703 –707.

［5］ THOERNER P, BIN KINGOMBE C I, BÖGLI-STUBER K, et al. PCR detection of virulence genes in *Yersinia enterocolitica* and *Yersinia pseudotuberculosis* and investigation of virulence gene distribution［J］. Appl Environ Microbiol, 2003, 69(3): 1810 –1816.

［6］ CARNOY C, FLOQUET S, MARCEAU M, et al, The superantigen gene *ypm* is located in an unstable chromosomal locus of *Yersinia pseudotuberculosis*［J］. J Bacteriol, 2002, 184 (16): 4489 –4499.

（王鑫　顾玲　郝琼　杨晋川　景怀琦）

第七章　空肠弯曲菌与结肠弯曲菌

第一节　基本特征

一、基本情况

弯曲菌属是弯曲菌科的一个菌属，是一种微需氧的革兰阴性菌。弯曲菌广泛存在于家禽、家畜的肠道内以及生肉食品尤其是鸡肉中，可引起动物和人类腹泻，是导致人类感染的主要的食源性病原菌[1,2]。目前已发现弯曲菌属有 20 多个菌种和多个亚种，空肠弯曲菌（*Campylobacter jejuni*）和结肠弯曲菌（*C. coli*）是弯曲菌属导致人类感染的两个主要的菌种[3,4]。此外，其他菌种如红嘴鸭弯曲菌（*C. lari*）、上凸弯曲菌（*C. upsaliensis*）、胎儿弯曲菌（*C. fetus*）等也可以引起人类感染。胎儿弯曲菌的感染主要可导致牛、羊等家畜的流产，对于人类的感染属于条件致病感染[5]。

二、病原学特征

研究发现，人类 90% 弯曲菌的感染是空肠弯曲菌和结肠弯曲菌的感染导致，其中发达国家空肠弯曲菌的感染可占 95% 以上，而发展中国家结肠弯曲菌的感染可达到 11%～40%。空肠、结肠弯曲菌均为革兰染色阴性，螺旋状，没有芽孢，微需氧菌。菌体长 0.5～5.0 μm，宽 0.2～0.9 μm。镜下菌体呈弧形、S 形或螺旋形，菌体两端有单个极性鞭毛。空肠、结肠弯曲菌的体外培养适宜温度为 42 ℃，称为嗜热弯曲菌。微需氧（85% N_2、10% CO_2、5% O_2）气体环境、42 ℃体外温度以及选择性抗生素的添加通常作为空肠、结肠弯曲菌初次分离培养的优化条件[6-10]。

空肠、结肠弯曲菌染色体的大小为 1.6～2.0 Mb，总的 G+C 含量较少，为 29%～38%。无论从形态特征还是遗传特性，空肠、结肠弯曲菌都有较高的多样性。2000 年，Sanger 公司首次完成对空肠弯曲菌菌株 NCTC11168 的基因组序列分析[11]，目前 GenBank 已经有多株空肠弯曲菌和结肠弯曲菌的全基因组序列的报道，全基因序列的完成使弯曲菌遗传特征研究获得飞跃[12,13]。

在欧美等国家和地区，实验室对于空肠、结肠弯曲菌的感染通常不进行病原的鉴别诊断。目前实验室鉴别（生化鉴定以及分子水平的鉴定）空肠、结肠弯曲菌的主要手段和原理都是基于空肠弯曲菌含有马尿酸水解酶基因而结肠弯曲菌不含该基因。研究发现，结肠弯曲菌的耐药现状要显著高于空肠弯曲菌，对于腹泻患者中结肠弯曲菌的感染率较高的发展中国家如中国、波黑、塞尔维亚等国家，实验室空肠、结肠弯曲菌的鉴别诊断对于感染者的治疗以及感染的防控具有重要意义。研究发现，弯曲菌感染所需要的菌量较少，500～800个菌体可感染，超过800个菌体感染率与菌体数量没有明显的相关性。

三、临床表现

空肠、结肠弯曲菌感染主要导致人类的腹泻，感染后症状主要表现为腹痛、腹泻、发烧、呕吐不适等肠炎症状。症状通常持续24 h到1周或者更长时间。腹泻的粪便可表现为水样便以及血便。弯曲菌感染导致的肠炎通常为自限性的，一般不需要抗生素的治疗，但是对于症状严重或者病程较长的患者，同样需要抗生素的治疗。红霉素、阿奇霉素以及环丙沙星、左氧氟沙星和诺氟沙星等大环内酯和喹诺酮类抗生素是可选药物。目前研究发现，我国空肠、结肠弯曲菌菌株对喹诺酮类抗生素的耐药率迅速增加，达到90%以上；红霉素和阿奇霉素仍然可以作为空肠弯曲菌感染的首选药物，耐药率较低，但对于结肠弯曲菌，腹泻患者来源菌株的红霉素耐药率也达到80%[14,15]。

除肠炎外，空肠弯曲菌的感染可导致格林-巴利综合征[16]。研究发现，格林-巴利综合征患者有前期感染史，在此类患者中空肠弯曲菌可占前期感染的45%～75%。约1/1000的空肠弯曲菌的感染可导致格林-巴利综合征，但特异菌型空肠弯曲菌感染后导致格林-巴利综合征的危险度增加到1/150[17]。

四、流行病学特征

家禽、家畜是空肠弯曲菌的主要储存宿主。尤其是在家禽中，空肠、结肠弯曲菌的感染一般呈现无症状携带，且空肠弯曲菌的带菌率通常大于结肠弯曲菌；而家畜如牛、猪中结肠弯曲菌的带菌率较高。污染了空肠、结肠弯曲菌的食物如肉类、牛奶、蛋等是人类感染弯曲菌的主要传染来源。接触带菌的动物和患者偶尔也可被传染来，尤其儿童患者往往因粪便处理不当，污染环境机会多，传染性大。粪-口是主要的传播途径。也可通过食物、水、昆虫以及直接接触等多种途径传播，但主要以食物和水的传播为主。

空肠弯曲菌病人类普遍易感。在发达国家如美国、英国及其他欧洲国家，空肠弯曲菌的感染居于食源性感染的首位，发展中国家的感染率明显高于发达国家，但患者的临床症状要明显减轻。不同年龄发病率不同。在发达国家，空肠弯曲菌感染的曲线在0～1岁有明显发病高峰，另一个发病高峰出现在15～44岁。感染者性别比例男性1.2～1.5倍于女性。在发展中国家，空肠、结肠弯曲菌感染青壮年的发病率明显增高，儿童感染率高于成年人。

从发病的季节看，空肠、结肠弯曲菌病全年均有发病，在季节分明的发达国家，空肠、结肠弯曲菌的暴发多在春季和冬季，而散发病例有夏季高峰，发展中国家多有夏秋季节高峰[18]。

参考文献

[1]HOLT P E. Role of *Campylobacter* spp. in human and animal disease: a review[J]. J R Soc Med, 1981, 74: 437 – 440.

[2]SILVA J, LEITE D, FERNANDES M, et al. *Campylobacter* spp. as a foodborne pathogen: A review[J]. Front Microbiol, 2011, 2: 200.

[3]MILLS S D, KURJANCZYK L A, PENNER J L. Identification of an antigen common to different species of the genus *Campylobacter*[J]. J Clin Microbiol, 1988, 26: 1411 – 1413.

[4]PENNER J L. The genus *Campylobacter*: a decade of progress[J]. Clin Microbiol Rev, 1988, 1: 157 – 172.

[5]ALLOS B M. *Campylobacter jejuni* infections: update on emerging issues and trends [J]. Clin Infect Dis, 2001, 32: 1201 – 1206.

[6]SCHARFF R L. Economic burden from health losses due to foodborne illness in the United States[J]. J Food Prot, 2012, 75: 123 – 131.

[7]ALTEKRUSE S F, STERN N J, FIELDS P I, et al. *Campylobacter jejuni*—an emerging foodborne pathogen[J]. Emerg Infect Dis, 1999, 5: 28 – 35.

[8]POPOVIC-UROIC T. *Campylobacter jejuni* and *Campylobacter coli* diarrhoea in rural and urban populations in Yugoslavia[J]. Epidemiol Infect, 1989, 102: 59 – 67.

[9]UZUNOVIC-KAMBEROVIC S. Changes in *Campylobacter jejuni* and *Campylobacter coli* carriage rates in the Zenica Region [correction of Zenica Canton] of Bosnia and Herzegovina in the pre- and postwar periods[J]. J Clin Microbiol, 2001, 39: 2036.

[10] CHEN J, SUN X T, ZENG Z, et al. *Campylobacter* enteritis in adult patients with acute diarrhea from 2005 to 2009 in Beijing, China[J]. Chin Med J (Engl), 2011, 124: 1508 – 1512.

[11] PARKHILL J, WREN B W, MUNGALL K, et al. The genome sequence of the foodborne pathogen *Campylobacter jejuni* reveals hypervariable sequences[J]. Nature, 2000, 403: 665 – 668.

[12]PEARSON B M, GASKIN D J, SEGERS R P, et al. The complete genome sequence of *Campylobacter jejuni* strain 81116 (NCTC11828)[J]. J Bacteriol, 2007, 189 (22): 8402 – 8403.

[13] ZHANG M, HE L, LI Q, et al. Genomic characterization of the Guillain-Barre syndrome-associated *Campylobacter jejuni* ICDCCJ07001 Isolate[J]. PLoS One, 2010, 5: e15060.

[14] ZHANG M, GU Y, HE L, et al. Molecular typing and antimicrobial susceptibility profiles of *Campylobacter jejuni* isolates from north China[J]. J Med Microbiol, 2010, 59: 1171 – 1177.

[15] ZHANG M, LIU X, XU X, et al. Molecular subtyping and antimicrobial susceptibilities of *Campylobacter coli* isolates from diarrheal patients and food-producing animals in China[J]. Foodborne Pathog Dis, 2014, 11: 610 – 619.

［16］REES J H, SOUDAIN S E, GREGSON N A, et al. *Campylobacter jejuni* infection and Guillain-Barre syndrome［J］. N Engl J Med, 1995, 333: 1374 – 1379.

［17］ENDTZ H P, VAN W H, GODSCHALK P C, et al. Risk factors associated with *Campylobacter jejuni* infections in Curacao, Netherlands Antilles［J］. J Clin Microbiol, 2003, 41: 5588 – 5592.

［18］BLASER M J, TAYLOR D N, FELDMAN R A. Epidemiology of *Campylobacter jejuni* infections［J］. Epidemiol Rev, 1983, 5: 157 – 176.

（张茂俊）

第二节 检测技术

一、标本的采集

可采用肛拭子或者便盒留便。一般在腹泻患者使用抗生素之前采集，粪便标本应新鲜，每份标本采集 3～5 g。采集后的肛拭子或者粪便可当场进行选择性平板划线培养或立即放入 Carry-Blair 运输培养基中（沾有样品的一端浸入液面下，剪掉多余棉签，迅速拧紧管口）尽快送检（通常 12 h 内）。空肠、结肠弯曲菌需要微需氧培养，运输用的运输培养基应尽量装满管，沾有粪便的棉签或者肛拭子尽量全部插入培养基内。如有条件，可将样品置于微需氧环境（如强塑厌氧盒加入微需氧产气袋）中冷藏运输。

注意：通常空肠、结肠弯曲菌的增菌培养只针对肛拭子或者从食物、环境标本如水、土壤等标本中进行。研究发现，粪便标本的增菌培养与直接分离培养相比，检出率没有明显提高；通常粪便标本不能做冷冻处理，应尽快送检，12 h 内能检测的标本可在 4 ℃保存。

二、空肠、结肠弯曲菌的分离培养方法

使用选择性培养基分离培养空肠、结肠弯曲菌。

目前常用的选择性培养基有 Karmali 和 Skirrow 两种。培养基的基本组成为弯曲菌基础琼脂、弯曲菌选择性添加剂和 5% 裂解的马血或者去纤维新鲜绵羊血。目前有使用弯曲菌的无血培养基的报道，但分离效果明显低于有血培养基。培养环境为：42 ℃微需氧（85% N_2、10% CO_2、5% O_2 混合气体培养箱或者使用密闭容器比如厌氧盒，放入适量的微需氧产气袋）培养，2～3 d 观察菌落形态，连续培养 7～10 d 仍无疑似菌落才可丢弃初次分离平皿。

三、空肠、结肠弯曲菌的鉴定

（一）形态鉴定

1. 菌落形态鉴定

初次分离培养 2～3 d，菌落不溶血，扁平、湿润、有光泽，看上去像水滴，直径为 1～2 mm，边缘完整、发亮，5～6 d 后菌落增大，颜色变灰白，扁平，菌落不溶血。

2. 革兰染色镜下鉴定

空肠弯曲菌为革兰染色阴性菌，镜下呈弧形、S 形或螺旋状弯曲杆菌。

（二）生物化学鉴定

对于空肠、结肠弯曲菌的生物化学鉴定，首先进行氧化酶和触酶检测，氧化酶和触

酶阳性者进行马尿酸盐水解试验，检测空肠弯曲菌特异的马尿酸水解酶基因的活性，空肠弯曲菌马尿酸水解酶检测结果为阳性，结肠弯曲菌检测结果为阴性。空肠、结肠弯曲菌的生物化学鉴定结果解读见表2-7-1。

表2-7-1　空肠弯曲菌、结肠弯曲菌生化鉴别特征

生化反应项目	空肠弯曲菌	结肠弯曲菌
氧化酶试验	+	+
过氧化氢酶试验	+	+
马尿酸盐水解试验	+	-

注：+：检测为阳性；-：检测为阴性。

（三）PCR 鉴定

1. 多重 PCR 鉴定

通过特异基因 PCR 检测可以进行空肠、结肠弯曲菌的准确鉴定：利用多重 PCR 方法扩增空肠、结肠弯曲菌特异基因，PCR 扩增电泳图见图2-7-1，PCR 引物序列和产物大小见表2-7-2。

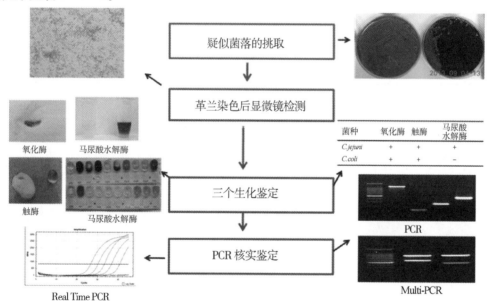

图2-7-1　空肠、结肠弯曲菌鉴定流程示意

表2-7-2　多重 PCR 引物序列以及产物大小[1]

基因名称	引物序列（5'-3'）	PCR 产物（bp）
16S rRNA	16F：ATCTAATGGCTTAACCATTAAAC	857
（弯曲菌）	16R：GGACGGTAACTAGTTTAGTATT	

续表2-7-2

基 因 名 称	引物序列（5′-3′）	PCR 产物（bp）
MapA （空肠弯曲菌）	MapA-F：CTATTTTATTTTTGAGTGCTTGTG MapA-R：GCTTTATTTGCCATTTGTTTTATTA	589
CeuE （结肠弯曲菌）	ceuE-F：ATTTGAAAATTGCTCCAACTATG ceuE-R：TGATTTTATTATTTGTAGCAGCG	462

2. 荧光定量 PCR 鉴定

荧光定量 PCR 鉴定见表2-7-3 至表2-7-5。

表2-7-3 荧光定量 PCR 引物、探针序列以及产物大小

鉴 定 菌 种	引物及探针序列（5′-3′）	产物特征（bp）
空肠弯曲菌	空弯-FP：CGGATAGTTATAGTATTGAAGTTATTGG 空弯-RP：GAAGCAGCATAAATAGGATCTTTTG 空弯-P：FAM-TTCTGGAGCACTTCCATGACCACC-BHQ1	85
结肠弯曲菌	结弯-FP：CTCGCTTTGGAATCATTCATG 结弯-RP：CTTTATTGCCCACAATGATATTTC 结弯-P：FAM-AGGAATCAATGCTGTGGATGAAAATGTAA-BHQ1	159

注：空弯：空肠弯曲菌；结弯：结肠弯曲菌。

表2-7-4 空肠弯曲菌荧光定量 PCR 反应体系及反应程序

试 剂	体积（μL）	终 浓 度
2×platinum quatitative PCR super mix UDG	12.50	1×
MgCl$_2$（50 mM）	1.75	3.5 mM
platinum *Taq*（5 U/μL）	0.25	0.5 U/μL
PCR nucleotide mix（含 dNTP）（10 mM）	1.00	4 mM
Primer-F（20 μM）	0.60	0.48 μM
Primer-R（20 μM）	0.60	0.48 μM
TaqMan probe（20 μM）	0.25	0.2 μM
DNA 模板	5.00	
去核酸水	3.05	
95 ℃ 4 min；95 ℃ 10 s；59 ℃ 30 s，40 个循环		

表2-7-5 结肠弯曲菌荧光定量 PCR 反应体系及反应程序

试　　剂	体积（μL）	终　浓　度
2 × platinum quatitative PCR super mix UDG	12.50	1 ×
MgCl$_2$（50 mM）	2.25	4.5 mM
platinum *Taq*（5 U/μL）	0.25	0.5 U/μL
PCR nucleotide mix（含 dNTP）（10 mM）	0.80	3.2 mM
Primer-F（20 μM）	0.40	0.32 μM
Primer-R（20 μM）	0.40	0.32 μM
TaqMan probe（20 μM）	0.40	0.32 μM
DNA 模板	5.00	
去核酸水	3.00	
95 ℃ 4 min；95 ℃ 10 s；59 ℃ 30 s，40 个循环		

四、空肠、结肠弯曲菌分离、鉴定流程

空肠、结肠弯曲菌分离、鉴定流程是：标本的采集及运送→42 ℃微需氧初次分离培养 2～3 d→疑似菌落进行革兰染色→镜下形态鉴定→氧化酶、触酶、马尿酸水解实验→PCR 复核确定（见图2-7-1）。

五、空肠弯曲菌菌株的保存

单菌落增菌培养24～48 h，收集足够量的（满菌环）细菌保存于空肠弯曲菌保存液中，-80 ℃或者液氮长期保存，-20 ℃短期（3～6 个月）保存。

注意：菌株保存的保存液中细菌浓度要足够，通常满菌环的菌量可保存于0.3～0.5 mL 的保存液中。

六、生物安全须知

按照我国《人间传染的病原微生物名录》，空肠、结肠弯曲菌属于三类病原微生物，生物危险程度为Ⅱ级，活菌的操作以及相关动物实验可在 BSL-2 实验室加相应基础防护如戴手套等操作。空肠弯曲菌可以在污染的粪便标本中大量存在，实验室误食或者注射该菌，可以导致实验室危害。空肠弯曲菌对于大部分的消毒液是敏感的，包括1%的次氯酸钠、75%乙醇、2%戊二醛，以及其他以碘、苯酚和甲醛为基础的消毒液。一般的消毒液皆可以杀灭空肠弯曲菌和结肠弯曲菌。高压（121 ℃ 15 min）和干燥灭菌（160～170 ℃ 1 h），以及 γ 射线、紫外线皆可以杀灭空肠弯曲菌。

参考文献

[1] DENIS M C, SOUMET K, RIVOAL G, et al. Development of a m-PCR assay for simultaneous identification of *Campylobacter jejuni* and *C. coli* [J]. Lett Appl Microbiol, 1999, 29: 406 – 410.

（张茂俊）

第八章　气单胞菌与类志贺邻单胞菌

第一节　基 本 特 征

一、基本情况

（一）气单胞菌

气单胞菌（Aeromonads）归属于气单胞菌属（Aeromonas），因其广泛分布于自然界的各种水体，故称为嗜水气单胞菌或亲水气单胞菌。嗜水气单胞菌有多种致病因子，如毒素、蛋白酶、S层蛋白等，具有侵袭作用。嗜水气单胞菌是一种典型的人、畜、鱼共患病病原菌，人类可因致病性嗜水气单胞菌感染而发生腹泻、食物中毒、继发感染。

（二）类志贺邻单胞菌

1947年，两位科学家 Fergson 和 Henderson 在 Mac Conkey agar 上培养粪便分离出此菌，并称之为 C27 菌株，且依据其生化性质及血清型将其定义为"一种菌体抗原与志贺菌属非常相近并具有运动性的肠道菌"。至今，类志贺邻单胞菌（Plesiomonas shig-elloides）被分在革兰阴性无芽孢杆菌肠杆菌科，且在邻单胞菌属（Plesiomonas）中只有一个种，即类志贺邻单胞菌（P. shigelloides）。之前曾被划分在弧菌科。可自土壤和水中分离出，但因本菌不耐高盐且最低生长温度为 8 ℃，故一般只存在于热带或亚热带的淡水和河海交界处。类志贺邻单胞菌分布范围很广，是淡水生物如鱼、蟹、虾、甲壳类等的正常菌群，也广泛存在于温血和冷血动物，包括狗、猫、山羊、猴、猪、秃鹫、蛇、蜥蜴、蝾螈等。在人类可以引起急性胃肠炎和一些肠外感染。

二、病原学特征

（一）气单胞菌

1. 形态与染色

气单胞菌两端钝圆，直形或略弯，为革兰染色阴性的短杆菌，单个或成对排列，长 $0.5\sim1.0$ μm。极端单鞭毛，有运动力，无荚膜，不产生芽孢，兼性厌氧，有运动。

2. 生长特性

嗜水气单胞菌（*A. hydrophila*）在水温 14.0～40.5 ℃ 范围内都可繁殖，以 28.0～30.0 ℃ 为最适；pH 在 6～11 范围内均可生长，最适 pH 为 7.27；嗜水气单胞菌可在含盐量 0%～4% 的水中生存，最适盐度为 0.5%。

3. 分类

新的《伯杰系统细菌学手册》的分类学大纲[1]将气单胞菌（*Aeromonads*）归属于变形菌纲 γ 亚纲气单胞菌目（Aeromonadales）气单胞菌科（Aeromonadaceae）气单胞菌属（*Aeromonas*），约有 30 多个种及亚种，它们分为嗜温有动力群（mesophilic group）和嗜冷无动力群（psychrophilic group）两大群。其中嗜温有动力群中的嗜水气单胞菌（*Aeromonas hydrophila*）、温和气单胞菌（*Aeromonas sobria*）和豚鼠气单胞菌（*Aeromonas caviae*）3 个表型种以及嗜冷无动力群中的杀鲑气单胞菌（*AeromoHas salmonicida*）为常见致病菌。除表型分类外，目前，利用管家基因将气单胞菌分为至少 26 个种[2]。

对于气单胞菌种的分类一直是复杂的，并且长久以来一直处于变化之中。16S rRNA 基因测序一直是人们用于鉴别不同细菌的很好的技术。然而，当用于种的水平上细菌的划分的时候，16S rRNA 的鉴定能力就明显地降低了[3]。长久以来，有学者用单个或两个管家基因来对气单胞进行分类，然而单个基因的系统分析结果是不准确或不稳定的，特别是当基因重组发生比较频繁或是发生水平基因转移的时候。有报道显示，7 个管家基因序列串联起来时，无论是种内还是种间，基因替换范围在任意两个种之间相互都没有重叠[4]。7 个管家基因的系统发育树结果显示，所有的菌株种的分类结果都在一个独立的簇上，并且与之前公认的序列结果相同。

4. 培养特性

刚从病灶上分离的病原菌常两个相连。在普通营养琼脂平板 28 ℃ 培养 24 h 后的菌落为光滑、微凸、圆整、无色或淡黄色，有特殊芳香气味。菌落大小因培养时间、温度而异，小的如针尖，大的直径可达 2～3 mm，不产生色素。在血琼脂上生长旺盛，某些菌株即使在 10 ℃ 也可产生清晰的 β 溶血带，在有氧及厌氧环境做 CAMP 试验均为阳性。

5. 生化特性

该菌属发酵型细菌，氧化酶阳性，葡萄糖产气阳性，甘露醇阳性，阿拉伯糖阳性，水杨苷阳性，蔗糖阳性，VP 试验阳性，赖氨酸脱羧酶阳性，精氨酸双水解酶阳性，抗氨苄西林阳性，鸟氨酸脱羧酶阴性，分解葡萄糖产酸。

6. 凝血特性

在甘露醇存在的条件下，4 ℃ 及 22 ℃ 均可凝集牛、鸡、人 O 型及豚鼠的红细胞。嗜水气单胞菌对 β 内酰胺类的抗生素具有多重抗性，青霉素的大量使用无疑给嗜水气单胞菌的富集创造了条件。

7. 热不稳定性

嗜水气单胞菌毒素对热不稳定，56 ℃ 5 min，100 ℃ 1 min 失活。对胰蛋白酶有抗性，而且能被其抗毒素中和。对中、高效消毒剂如含氯消毒剂等均敏感。

8. 致病因子

嗜水气单胞菌可以产生毒性很强的外毒素，如溶血素、组织毒素、坏死毒素、肠毒素和蛋白酶等。其中可产生两种溶血素，即 α-溶血素和 β-溶血素。α-溶血素出现于静止生长晚期，具有引起家兔皮肤坏死和使家兔致死的特性；溶血素出现于对数生长期终了时，β-溶血素可使小鼠、大鼠和家兔致死并引起家兔皮肤坏死；本菌还可产生一些蛋白酶，如弹性酶、类葡萄球菌溶酶等以破坏组织。能否感染取决于菌体对肠道组织黏附力的强弱，黏附力的强弱又与菌株和感染个体有关，通常具有高黏附力的嗜水气单胞菌株才能产生毒性很强的外毒素。

由于气单胞菌致病机制的复杂性，没有哪一个单独的毒力基因可以解释气单胞菌感染相关的症状和疾病[5]。气单胞菌感染的症状小至轻微的自限性水样腹泻，大到严重的侵入性痢疾形式，甚至霍乱样腹泻也有过报道。细菌的鞭毛在致病机制中起着一个非常重要的作用。气单胞菌可产生两种类型的鞭毛：两极鞭毛（*fla*）和侧鞭毛（*laf*），它们对细菌在胃肠道细胞和生物膜的定植过程中起着重要的作用。结果显示，*fla* 在大部分的环境和患者菌株中都存在，而 *laf* 的携带率相对较低，说明在我国的菌株中，*fla* 在气单胞菌的致病过程中起着更重要的作用。编码溶血素、细胞毒素、肠毒素的基因（*aerA*、*hlyA*、*alt*、*ast*、*act*）可能与腹泻相关的毒性有关[2]。我国的研究结果还显示，*ela*、*fla*、*act*、*lip* 这几个基因的携带率相对较高，提示这几个基因在菌株的毒力作用中可能起着一定的作用。在单个毒力基因的携带率上，*alt* 和 *act* 这两个基因在大部分菌株中存在，然而 *aer* 和 *ahp* 这两个基因的携带率较低。一项对从西班牙患者粪便中分离到的气单胞菌毒力基因的研究显示[6]，所有的菌株都不携带 ASCF-G，而在中国的菌株中，无论是环境还是患者菌株，携带率都达到了 10%～20%[2]。

（二）类志贺邻单胞菌

1. 形态与染色

类志贺邻单胞菌大小为（0.8～1.0）μm×3 μm，革兰阴性杆菌。单独或成双存在，甚至呈短链或长丝状。有动力，单鞭毛或丛鞭毛 2～5 根，无芽孢，无荚膜。

2. 培养特性

在血琼脂平板上形成灰色、光滑、不透明、无溶血、大小为 1.5 mm 的菌落；在麦康凯琼脂平板上形成无色菌落。

3. 生化反应

氧化酶试验阳性；发酵葡萄糖、麦芽糖、肌醇，不发酵甘露醇、蔗糖；动力、精氨酸双水解酶、赖氨酸脱羧酶、鸟氨酸脱羧酶和硝酸盐还原试验均为阳性，对 O/129 试剂不敏感。

4. 致病因子

已发现的毒力因子有：霍乱样毒素、耐热和不耐热毒素、β-溶血素、细胞毒素复合物（包括 LPS 和抗霍乱样毒素反应蛋白）。所致疾病有胃肠炎和肠外感染。

三、临床表现

（一）气单胞菌

气单胞菌感染人体后可导致急性胃肠炎、外伤感染、败血症等，本菌偶可引起术后感染、尿路感染、褥疮感染、胆囊炎、腹膜炎、肺炎、脑膜炎、坏死性筋膜炎和骨髓炎等。根据外伤、与水或鱼类接触史，结合全身或局部表现及实验室资料，可确定诊断。

气单胞菌与气单胞相关感染性疾病密切相关，最常见的临床症状是腹泻、菌血症和局部软组织感染。人可通过社区或医院环境感染气单胞菌。免疫活性及免疫能力低下的人都有可能感染气单胞菌。胃肠道是气单胞菌在人体中最常见的生长部位。已有研究报道，可从急性腹泻的儿童及腹泻成人旅行者身上分离到气单胞菌。腹泻患者中最常见的气单胞种有：嗜水气单胞菌、维罗纳气单胞菌温和生物变种及豚鼠气单胞菌。

（二）类志贺邻单胞菌

1. 胃肠炎

邻单胞菌所致的胃肠炎主要有 3 种临床类型：①水样腹泻：霍乱样腹泻，最常见；②亚急性或慢性腹泻：病程长达 14 d 至 2～3 个月；③痢疾型腹泻：与肠炎类似。平均有 25%～40% 的患者发热和（或）呕吐，这些患者一个共同的症状是腹痛。多数病例能自愈，但严重或病程拖延者宜用抗菌药物治疗。

2. 肠外感染

肠外感染常见于新生儿和免疫低下者。可引起蜂窝组织炎、胆囊炎、脓毒关节炎、腹膜炎、输卵管炎、骨髓炎、菌血症、败血症和脑膜炎等，引起脑膜炎的主要是新生儿或免疫缺陷者，病死率达 80%。

四、流行病学特征

（一）气单胞菌

本菌对鱼、蛙等冷血动物和小鼠、豚鼠、家兔等温血动物均有致病性。

鱼及蛙等冷血动物为本菌的自然宿主，是人类感染的主要来源。患者亦可作为传染源，引起人与人之间的传播。任何年龄均可发病，部分地区 2 岁以下儿童发病率较高。

（二）类志贺邻单胞菌

日本和中国 2004 年的统计显示，类志贺邻单胞菌是旅行者腹泻的第三位病原菌[7]。其最常见的传播媒介是污染的水或食物，尤其是未煮的牡蛎或虾等海产品。邻单胞菌广泛存在于水、土壤和动物中，肠外感染与相关职业，如兽医、饲养员、渔民、水上运动员等都有可能罹患，免疫低下者病情加重。

参考文献

[1] DON J B, NOEL R K, JAMES T S, et al. Bergey's manual of systematic bacteriology, [M]. 2nd ed. New York：Springer, 2005, Vol. 2, Part B：556 – 578.

[2] 李凤娟. 我国部分省份非 O1 非 O139 群霍乱弧菌和气单胞菌的分子特征分析 [D]. 北京：中国疾病预防控制中心, 2014.

［3］AHMADI S H, NEELA V, HAMAT R A, et al. Rapid detection and identification of pathogens in patients with continuous ambulatory peritoneal dialysis (CAPD) associated peritonitis by 16S rRNA gene sequencing［J］. Tropical Biomedicine, 2013, 30(4): 602 – 607.

［4］MARTINEZ-MURCIA A J, MONERA A, SAAVEDRA M J, et al. Multilocus phylogenetic analysis of the genus *Aeromonas* ［J］. Systematic and Applied Microbiology, 2011, 34 (3): 189 – 199.

［5］JANDA J M, ABBOTT S L. The genus *Aeromonas*: taxonomy, pathogenicity, and infection［J］. Clinical Microbiology Reviews, 2010, 23(1): 35 – 73.

［6］PABLOS M, REMACHA M A, RODRIGUEZ-CALLEJA J M, et al. Identity, virulence genes, and clonal relatedness of *Aeromonas* isolates from patients with diarrhea and drinking water［J］. European Journal of Clinical Microbiology & Infectious Diseases: Official Publication of the European Society of Clinical Microbiology, 2010, 29(9): 1163 – 1172.

［7］SHIGEMATSU M I, KAUFMANN M E, CHARLETT A, et al. An epidemiological study of *Plesiomonas shigelloides* diarrhoea among Japanese travellers［J］. Epidemiol Infect, 2000, 125(3): 523 – 530.

（王多春　梁未丽　阚飙）

第二节 检 测 技 术

一、标本的采集与处理

1. 患者粪便标本的采集和送检

患者粪便标本应争取在发病早期，服用抗菌药物之前采集。采便方法：用清洁灭菌的棉拭子在患者肛内3～5 cm处轻轻转动，如取材得当，此时拭子应变得湿润并染有粪便或吸足液体。也可以用瓶子收集患者刚排出的新鲜粪便1～3 mL。采便用的棉拭子大小要适宜，避免采便量过少。必要时可以采样2次合在一起。成形便采取指甲大小的粪量。

2. 食品标本的采集

对可疑食品，如鱼虾类、贝壳类，以及患者病前食物残品等，一般采集50～100 g，分别放入灭菌广口瓶或厚塑料袋内立即送检。

二、标本的保存与转运

采得的标本如不能立即接种检查，要接种在保存培养基内送检。常用的保存培养基有C-B半固体保存培养基、文–腊保存液。

标本与保存液的比例要适当，8～10 mL保存液可加入1～2 mL水样便或指甲大小的成形便，过多的粪便量会影响保存效果。

送检标本时应填写"标本送检单"，写明姓名、住址、发病和采样时间、临床诊断等。标本管或瓶上加贴送检号和患者姓名标签。患者标本含有大量病菌，标本装入试管或小瓶时，注意勿污染容器口部和外壁，必须妥善包装，由专人送往检验室。

对于食物标本，实验室较远时，标本应放进冰瓶或冷藏包中运送。食物残品数量不多时，也可全部采取。有时也可用灭菌棉拭蘸以碱性胨水涂擦食品不同部位采样，然后将此棉拭置于保存液中送检。

三、病原检测方法

1. 分离培养方法

（1）气单胞菌：在普通营养琼脂平板28 ℃培养24 h后的菌落为光滑、微凸、圆整、无色或淡黄色，有特殊芳香气味。菌落大小因培养时间、温度而异，小的如针尖，大的直径可达2～3 mm。不产生色素。在血琼脂上生长旺盛，某些菌株即使在10 ℃也可产生清晰的β溶血带，在有氧及厌氧环境做CAMP试验均为阳性。

（2）类志贺邻单胞菌：邻单胞菌能在临床实验室的多数常规培养基上生长良好，需氧和兼性厌氧。常用培养基为SS和麦康凯平板，从粪便标本中分离邻单胞菌，不能用 EMB 或 Mac-Conkey 琼脂培养基，因其中有些组分能抑制某些菌株的生长。肌醇 – 煌绿 – 胆盐（IBB）琼脂能提高邻单胞菌的分离率。经 18～24 h 孵育后，呈现 1.0 ～1.5 mm 有光泽、不透明、不溶血菌落，伴有稍凸起中心和光滑、完整的边缘。在 SS 琼脂培养基和麦康凯琼脂平板上均形成不分解或迟缓分解乳糖菌落。在 IBB 培养基上，因分解肌醇菌落而呈现粉红色或红色。

其最适生长温度为 37～38 ℃，最高生长温度可达 40～44 ℃，最低生长温度为 8 ℃。不耐高盐，在含有 7.5% NaCl 的环境下不生长。最适 pH 为 5.0～7.7，对干燥敏感。

2. 血清学鉴定方法

（1）气单胞菌：未见相关报道。

（2）类志贺邻单胞菌[1,2]：类志贺邻单胞菌与志贺菌具有一些共同的生化反应和抗原结构特性，因而有类志贺的种名。邻单胞菌根据 O 抗原，可分为 102 群；H 抗原分为 50 群。类志贺邻单胞菌与志贺菌有交叉性凝集反应，因此不能仅用血清鉴定邻单胞菌。类志贺邻单胞菌与志贺菌属的宋内血清型，痢疾志贺 1、7、8 血清型，鲍氏志贺 2、9、13 血清型以及福氏志贺的 6 型有交叉。目前国内尢类志贺邻单胞菌抗血清生产。

3. 生化检测

（1）气单胞菌：该菌属发酵型细菌，氧化酶阳性、葡萄糖产气阳性、甘露醇阳性、阿拉伯糖阳性、水杨苷阳性、蔗糖阳性、VP 试验阳性、赖氨酸脱羧酶阳性、精氨酸双水解酶阳性 、抗氨苄西林阳性、鸟氨酸脱羧酶阴性，分解葡萄糖产酸。

（2）类志贺邻单胞菌：本菌为兼性厌氧菌，氧化酶试验阳性、触酶阳性、葡萄糖为发酵型。产吲哚。VP 阴性，赖氨酸、鸟氨酸脱羧酶和精氨酸双水解酶皆阳性，脂酶阴性。还原硝酸盐。大多数菌株对弧菌抑制剂 2,4 – 二氨基 – 6,7 – 异丙基喋啶（O/129）敏感。全面生化反应结果见表 2 – 8 – 1。

4. 分子检测

（1）气单胞菌：气单胞菌黏附素基因（*aha*）相对保守，以 *aha* 为靶序列建立的实时 PCR 检测方法，为快速检测嗜水气单胞菌提供一个可行的方法（见表 2 – 8 – 2）。

气单胞菌优化的反应条件为：采用 20 μL 反应体系，每个反应中含 10 μL 通用 PCR 反应混合物，上下游引物（10 μM）各 0.4 μL，探针（10 μM）0.2 μL，去离子水 7 μL，DNA 模板 2 μL。

循环条件为：95 ℃ 10 s，95 ℃ 5 s 和 60 ℃ 20 s，循环 40 次，在退火阶段检测荧光。

（2）类志贺邻单胞菌[3,4]：采用 SYBR Green 荧光 PCR 检测类志贺邻单胞菌（见表 2 – 8 – 3）。

优化的反应条件为：采用 20 μL 反应体系，每个反应中含 10 μL 通用 PCR 反应混合物，上下游引物（10 μM）各 0.5 μL，去离子水 7 μL，DNA 模板 2 μL。

循环条件为：95 ℃ 10 s，95 ℃ 5 s 和 60 ℃ 20 s，循环 40 次，在退火阶段检测荧光。

表 2 - 8 - 1　类志贺邻单胞菌全面生化结果

项　目	结　果	项　目	结　果
精氨酸双水解酶	+	鸟氨酸脱羧酶	+
苯丙氨酸脱氨基酶	-	赖氨酸脱羧酶	+
尿素	-	触酶	+
氧化酶	+	枸橼酸盐	-
吲哚	+	H₂S	-
VP	-	脂酶	
酪氨酸水解酶		明胶液化	
ONPG	+	硝酸盐还原	+

		靛基质	-	O/129	V
		葡萄糖	+	半乳糖	V
		麦芽糖	+	甘露醇	-
		肌醇	+	蔗糖	-
		海藻糖	+	山梨醇	-
		甘油	+	糖原	-
发酵（产酸不产气）		二碳糖		果糖	
		菊糖	-	七叶苷	
		淀粉	-	侧金盏花醇	
		糊精		阿拉伯糖	
		松三糖	-	木糖	-
		卫矛醇	-	甘露糖	-
		乳糖	V	甲壳质	-

注：+：≥80%；-：≤20%；V：21%～79%。

表 2 - 8 - 2　气单胞菌 *aha* 基因 TaqMan 实时 PCR 引物和探针序列

名　称	核苷酸序列（5′-3′）	产物长度（bp）
aha F	GCCGTCGAAACCAACGTAGA	
aha R	CAACACCTGGTCCGGTATCG	100
aha P	FAM - CAGCAGAAACTTGCCACTCGGTCTTG - BHQ1	

表2-8-3　类志贺邻单胞菌 SYBR Green 荧光 PCR 引物序列

引　　物	核苷酸序列（5′-3′）	产物长度（bp）
PS23FW3	CTCCGAATACCGTAGAGTGCTATCC	284
PS23RV3	CTCCCCTAGCCCAATAACACCTAAA	

5. 毒力基因检测

（1）气单胞菌：气单胞菌的致病机制非常复杂，其毒力作用是多因子共同作用的结果。这里列举了气单胞菌11个毒力相关基因，引物见表2-8-4。

表2-8-4　气单胞菌毒力相关基因的引物信息

基因名称	引物名称	引物序列（5′-3′）	产物长度（bp）
acr	aer F	AACCGAACTCTCCAT	301
	aer R	CGCCTTGTCCTTGTA	
fla	fla F	TCCAACCGTYTGACCTC	608
	fla R	GMYTGGTTGCGRATGGT	
lipase（lip）	lip F	ATCTTCTCCGACTGGTTCGG	382
	lip R	CCGTGCCAGGACTGGGTCTT	
Elastase（Ela）	Ela F	ACACGGTCAAGGAGATCAAC	513
	Ela R	CGCTGGTGTTGGCCAGCAGG	
hlyA	hly AF	GGCCGGTGGCCCGAAGATACGGG	597
	hly AR	GGCGGCGCCGGACGAGACGGG	
alt	alt F	TGACCCAGTCCTGG	442
	alt R	GGTGATCGATCACC	
ast	ast F	ATGCACGCACGTACCGCCAT	260
	ast R	ATCCGGTCGTCGCTCTTGGT	
laf	laf F	GGTCTGCGCATCCAACTC	550
	laf R	GCTCCAGACGGTTGATG	
act	act F	GAGAAGGTGACCACCAAGAACA	232
	act R	AACTGACATCGGCCTTGAACTC	
ahp	ahp F	ATTGGATCCCTGCCTA	911
	ahp R	GCTAAGCTTGCATCCG	

续表2－8－4

基 因 名 称	引物名称	引物序列（5′－3′）	产物长度（bp）
ASCF-G	ASCF-G F	ATGAGGTCATCTGCTCGCGC	900
	ASCF-G R	GGAGCACAACCATGGCTGAT	

（2）类志贺邻单胞菌：未见相关报道。

6．鉴别诊断

通过生化反应可鉴别。气单胞菌与类志贺邻单胞菌之间，可以用肌醇试验、明胶液化试验相区分；气单胞菌、类志贺邻单胞菌与弧菌属之间，可以用 TCBS、6.5% NaCl 生长试验等相区分（见表2－8－5）。

四、鉴定程序和标准

嗜水气单胞菌与类志贺单胞菌的检测流程见图2－8－1。

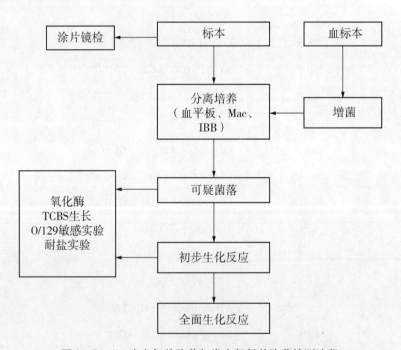

图2－8－1　嗜水气单胞菌与类志贺邻单胞菌检测流程

表2-8-5 气单胞菌、类志贺邻胞与弧菌属的鉴别诊断

菌 名	NaCl 生长					产酸						氧化酶	ONPG	VP试验	精氨酸二氢酶	赖氨酸脱羧酶	鸟氨酸脱羧酶	O/129 (10 μg)	O/129 (150 μg)	明胶酶	脲酶
	0%	3%	6%	8%	10%	蔗糖	D纤维二糖	乳糖	阿拉伯糖	D甘露糖	D甘露醇										
霍乱弧菌	+	+	-	-	-	+	-	-	-	+	+	+	+	V	-	+	+	S	S	+	-
河弧菌	-	+	+	V	-	+	+	-	+	+	+	+	+	-	+	-	-	R	S	+	-
拟态弧菌	+	+	-	-	-	-	-	-	-	+	+	+	+	-	-	+	+	S	S	+	-
副溶血弧菌	-	+	+	+	-	-	V	-	+	+	+	+	-	-	-	+	+	R	S	+	V
气单胞菌	+	+	-	-	-	V	+	V	V	V	+	+	+	+	+	V	-	R	R	+	-
类志贺邻胞菌	+	+	-	-	-	-	-	-	-	-	-	+	-	-	+	+	+	S	S	-	-

注：+：80%以上阳性；-：80%以上阴性；V：不同的菌株反应不同；S：敏感；R：抗性。

参考文献

［1］ GONZALEZ-REY C, SVENSON S B, BRAVO L, et al. Serotypes and anti-microbial susceptibility of *Plesiomonas shigelloides* isolates from humans, animals and aquatic environments in different countries［J］. Comparative Immunology, Microbiology and Infectious Diseases, 2004, 27(2): 129 – 139.

［2］ ALDOVA E, SHIMADA T. New O and H antigens of the international antigenic scheme for *Plesiomonas shigelloides*［J］. Folia Microbiologica, 2000, 45(4): 301 – 304.

［3］ GONZALEZ-REY C, SVENSON S B, BRAVO L, et al. Specific detection of *Plesiomonas shigelloides* isolated from aquatic environments, animals and human diarrhoeal cases by PCR based on 23S rRNA gene［J］. FEMS Immunology and Medical Microbiology, 2000, 29 (2): 107 – 113.

［4］ HERRERA F C, SANTOS J A, OTERO A, et al. Occurrence of *Plesiomonas shigelloides* in displayed portions of saltwater fish determined by a PCR assay based on the *hugA* gene［J］. International Journal of Food Microbiology, 2006, 108(2): 233 – 238.

（王多春　梁未丽　阚飙）

第三部分

腹泻症候群主要病毒病原体检测技术

第一章　轮 状 病 毒

第一节　基 本 特 征

轮状病毒（*Rotavirus*，RV）是婴幼儿患急性重症腹泻最主要的原因[1,2]。轮状病毒可引起严重的腹泻和脱水，尤其是 6 ～ 24 月龄的婴幼儿病情更为严重。全球每年约 60 万儿童死于 RV 感染，且主要是在发展中国家。WHO 已经把轮状病毒感染作为一个重要的公共卫生问题。我国已将其列为国家重点防治的"小儿四病"之一。

一、基本情况

1973 年，Bishop 在急性胃肠炎住院患儿十二指肠黏膜上皮细胞中发现轮状病毒[3]。病毒颗粒在电镜下呈球状，其中内膜衣壳子粒围绕中心呈放射状排列，类似辐条状，病毒外形类似车轮，故称轮状病毒[4]。

二、病原学特征

人轮状病毒（*Human Rotavirus*，HRV）属呼肠孤病毒科轮状病毒属，呈二十面体结构，无囊膜，直径为 70 ～ 75 nm。轮状病毒有 3 层衣壳，内壳为核心，由支架蛋白 VP2 组成，围绕着病毒基因组，包含 RNA 酶依赖的 RNA 聚合酶 VP1，和具有鸟苷酰转移酶和甲基化酶功能的 VP3；中层由主要结构蛋白 VP6 组成；最外层由糖蛋白 VP7 和刺突蛋白 VP4 组成。通常只有包裹 3 层衣壳蛋白的粒子才具有传染性[5]。病毒基因由 11 个双链 RNA 节段组成，编码 6 个结构蛋白（VP1 ～ VP4，VP6 ～ VP7）和 5 个非结构蛋白（NSP1 ～ NSP5），除第 11 个节段含有 2 个开放阅读框并编码 NSP5 和 NSP6 外，其他每节段分别编码一种蛋白[6]。在宿主体内，不同株轮状病毒的共感染可能会造成 11 个基因节段发生重配，产生新型的轮状病毒。轮状病毒编码的位于中间衣壳的 VP6 蛋白具有高度保守性，常称之为群抗原或诊断抗原。根据 RV 内壳蛋白 VP6 的抗原性不同，将 RV 分为 7 组即 A ～ G 组，其中与人类疾病相关的只有 A、B、C 3 组，其他 4 组只感染动物。造成人类严重危害的主要是 A、B 两组轮状病毒。婴幼儿腹泻主要由 A 组轮状病毒引起，目前研制的轮状病毒疫苗也是根据 A 组轮状病毒设计的；B 组 RV 即成人腹泻轮状病毒，曾在我国大陆暴发流行[7-10]；C 组 RV 感染遍布全世界，多为散发[11,12]，病例较少。位于病毒衣壳最外层的 VP7 和 VP4 结构蛋白,可以诱导宿主中和抗体的产生[13],被认为对机体免疫有重要作用[14]。根据外壳蛋白 VP7 和 VP4 抗原性不同,将 A 组 RV 分为 G 和 P 两个独立血清型系统。20 世纪 90 年代,随着 PCR 技术的飞速发展,利用扩增片段的大小即可对轮状病毒进行 G/P 分型,所以血清型分型系统逐渐被淡化,甚至不被使用,轮状病毒的命名逐步改为以 VP7 和 VP4 的核苷酸序列差异确定基因型的新命名系统。G 型现知有 27 个基因型,G1 ~ G4 型最多,P 型有 37 个基因型,G-P 组合基因型由病毒的 VP7 和 VP4 共同决定[13]。RV 流行病学研究表明,世界范围内广泛流行的人 A 组 RV 腹泻总体上由 G1、G2、G3、G4、G9 基因型毒株引起[15],P 分型最主要为 P[4] 和 P[8][16]。现今各地检测 RV G 基因型、P 基因型以及 G/P 组合型作为当地 RV 分子流行病学调查和疫情监测的基础,世界范围内广泛流行的 A 组 RV 基因型以 G1P[8]、G2P[4]、G3P[8]、G4P[8] 和 G9P[8] 多见[16]。每种常见型随时间和地理区域不同而有所不同[17]。

三、临床表现及流行病学特征

轮状病毒感染性疾病在全年都有检出,多发于秋冬季节,可引起婴幼儿及幼龄动物严重的胃肠炎、腹泻、脱水、电解质紊乱、休克甚至死亡。也有研究表明,轮状病毒发病季节在温带地区的北半球是 11 月至次年 3 月,而热带地区一年四季均可感染。这是因为 RV 肠炎发病与寒冷、干燥和降水量少呈正相关[18,19]。

人轮状病毒主要是感染 5 岁以下婴幼儿,绝大部分儿童在 5 岁内至少感染过一次轮状病毒,感染的高发年龄为 6 个月到 2 岁[2]。腹泻儿童轮状病毒检出率为 40% ~ 60%;在成人的检出率只有 3% ~ 5%。轮状病毒感染的症状一般是非特异性的,与其他腹泻病原引起的症状相似,腹泻、呕吐和发热是最一般的症状。轮状病毒引起的急性胃肠炎的潜伏期为 1 ~ 3 d,随后会突然发生水性腹泻,极易造成脱水症状,呕吐和发热会持续 4 ~ 7 d。轮状病毒阳性患儿腹泻、呕吐、发热及发生脱水的概率和程度均明显高于非 RV 感染的腹泻患儿[20]。3 月龄以上的儿童第一次感染轮状病毒最为严重;轮状病毒在 5 岁以下儿童中的症状从轻到重依次是隐性感染、自限性水泻以及严重脱水,伴有发烧和呕吐;有 1/3 的患儿发烧超过 39 ℃;症状一般在 3 ~ 7 d 后自愈。研究表明,部分成人和婴幼儿感染 RV 后,缺少呕吐或腹泻症状[21,22],但感染的人常有非特异的表现,如发热、头痛、恶心和疲劳[21]。除胃肠道症状外,轮状病毒感染亦可引起全身性的病毒血症,导致肠道外其他器官和系统受累,甚至成为轮状病毒腹泻死亡的重要原因之一。其中呼吸系统、中枢神经系统、心血管系统可能是除胃肠道外最易受侵犯的脏器与组织。轮状病毒感染后,出现症状前两天,患者就已经开始大量排毒[23],出现症状后的第 10 天仍可排毒,在免疫功能低下的患者中,感染轮状病毒后的第 30 天仍然可以检测到轮状病毒。轮状病毒在家庭、医院和幼儿园很容易传播。轮状病毒的传播方式是粪-口途径传播,以及通过被污染的水、食物、环境、物体的表面进行传播。

由于目前 RV 腹泻尚无特效药治疗,卫生条件的改善也不能降低其发病率[24],因此发展 RV 疫苗成为当今 WHO 疫苗计划中的首要任务之一。

参考文献

[1] PARASHAR U D, GIBSON C J, BRESEE J S, et al. Rotavirus and severe childhood diarrhea[J]. Emerg Infect Dis, 2006, 12(2)：304 – 306.

[2] PARASHAR U D, HUMMELMAN E G, BRESEE J S, et, al. Global illness and deaths caused by rotavirus disease in children[J]. Emerg Infect Dis, 2003, 9(5)：565 – 572.

[3] BISHOP R F, DAVIDSON G P, HOMLES I H, et al. Virus particles in epithelial cells of duodenal mucesa from children with acute non-bacterial gastroertteritis[J]. Lancet, 1973, 2(7841)：1281 – 1283.

[4] 陈元鼎, 范耀春, 李传印. 轮状病毒分类与命名[J]. 国际病毒学杂志, 2009, 16：115 – 120.

[5] ESTES M K, KANG G, ZENG C Q, et al. Pathogenesis of rotavirus gastroenteritis [J]. Novartis Found Symp, 2001, 238：82 – 96; discussion 96 – 100.

[6] NAKAGOMI T, NAKAGOMI O. A critical review on a globally-licensed, live, orally-administrable, monovalent human rotavirus vaccine：Rotarix[J]. Expert Opin Biol Ther, 2009, 9：1073 – 1086.

[7] HUNG T, CHEN G, WANG C, et al. Rotavirus-like agent in adult non-bacterial diarrhoea in China[J]. Lancet, 1983, 2(8358)：1078 – 1079.

[8] HUNG T, CHEN G M, WANG C G, et al. Waterborne outbreak of rotavirus diarrhea in adults in China caused by a novel rotavirus[J]. Lancet, 1984, 1(8387)：1139 – 1142.

[9] FANG Z Y, YE Q, HO M S, et al. Investigation of an outbreak of adult diarrhea rotavirus in China[J]. J Infect Dis, 1989, 160：948 – 953.

[10] YANG J H, KOBAYASHI N, WANG Y H, et al. Phylogenetic analysis of a human group B rotavirus WH-1 detected in China in 2002[J]. J Med Virol, 2004, 74：662 – 667.

[11] PARASHAR U D, B RESEE J S, GENTSCH J R, et al. Rotavirus[J]. Emerg Infect Dis, 1998, 4：561 – 570

[12] BÁNYAI K, JIANG B, BOGDÁN Á, et al. Prevalence and molecular characterization of human group C rotaviruses in Hungary[J]. J Clin Virol, 2006 (37)：317 – 322

[13] YUAN L, ISHIDA S, HONMA S, et al. Homotypic and heterotypic serum isotype-specific antibody responses to rotavirus nonstructural protein 4 and viral protein (VP) 4, VP6, and VP7 in infants who received selected live oral rotavirus vaccines[J]. J lnfect Dis, 2004, 189(10)：1833 – 1845.

[14] 曾婷, 郝丽, 谢逸欣, 等. 表达轮状病毒 VP7 基因重组腺病毒载体的构建及免疫活性研究[J]. 国际病毒学杂志, 2012, 19(6)：241 – 244.

[15] DENNEHY P H. Rotavirus vaccines—an update[J]. Vaccine, 2007, 25：3137 – 3141.

[16] SANTOS N, HOSHINO Y. Global distribution of rotavirus serotypes/genotypes and its implication for the development and implementation of an effective rotavirus vaccine[J]. Rev Med Virol, 2005, 15(1)：29 – 56

［17］CENTERS FOR DISEASE CONTROL AND PREVENTION（CDC）. Rotavirus Surveillance-Worldwide，2001 – 2008［J］. MMWR Morb Mortal Wkly Rep，2008，57（46）：1255 – 1257.

［18］DESSELBERGER U，WOLLESWINKEL-VAN DEN BOSCH J，MRUKOWICZ J，et al. Rotavirus types in Europe and their significance for vaccination［J］. Pediatr Infect Dis，2006，25（Suppl 1）：S30 – 41.

［19］FANG Z Y，WANG B，KILGORE P E，et al. Sentinel hospital surveillance for rotavirus diarrhea in the People's Republic of China，August 2001 – July 2003［J］. J Infect Dis，2005，192（Suppl 1）：S94 – 99.

［20］WANG Y H，KOBAYASHL N，ZBOU D J，et al. Molecular epidemiologic analysis of group A rotaviruses in adults and children with diarrhea in Wuhan city，China，2000 – 2006［J］. Arch Viral，2007，152（4）：669 – 685.

［21］PHILLIPS G，LOPMAN B，RODRIGUES L C，et al. Asymptomatic rotavirus infections in England：prevalence，characteristics，and risk factors［J］. Am J Epidemiol，2010，171（9）：1023 – 1030.

［22］GIANINO P，MASTRETTA E，LONGO P，et al. Incidence of nosocomial rotavirus infections，symptomatic and asymptomatic，in breast-fed and non-breast-fed infants［J］. J Hosp Infect，2002，50（1）：13 – 17.

［23］RICHARDSON S，GRIMWOOD K，GORRELL R，et al. Extended excretion of rotavirus after severe diarrhoea in young children［J］. Lancet，1998，351：1844 – 1848.

［24］AMERICAN ACADEMY OF PEDIATRICS COMMITTEE ON INFECTIOUS DISEASES. Prevention of rotavirus disease：guidelines for use of rotavirus vaccine［J］. Pediatrics，2007，119：171 – 182

（王宏　李丹地　刘娜　段招军）

第二节　检测技术

一、标本的采集与处理

粪便标本应该在患者症状出现的早期阶段就立刻进行收集。由于患者出现症状后3～5 d内粪便排毒量最大，因此应尽可能在此期间收集标本。直接用于检测的标本应收集在不含有防腐剂、动物血清、铁、去污剂等成分的容器中，否则会对轮状病毒酶联免疫吸附试验法（ELISA）检测产生影响。

标本处理方法：

（1）在1.5 mL EP管上标记标本号。

（2）在每管中加入约900 μL的轮状病毒标本稀释液（A组轮状病毒试剂盒中附带，为sample diluent）。

（3）在生物安全柜中将每一份粪便标本取100 μL或0.1 g，加入已标记好的EP管中（确保EP管上的标号与原始标本的标号一致）。

（4）剩余的原始标本留在原容器中，冻存于−20 ℃。

（5）用漩涡振荡器剧烈振荡3次，每次10 s，静置10 min，8 000 r/min离心5 min。

（6）在生物安全柜中取上清进行下一步试验或于−20 ℃保存。

注：标本稀释液（sample diluent）具体配制方法：1.211 g Tris base、8.5 g NaCl、1.1 g $CaCl_2$（或1.47 g $CaCl_2 \cdot 2H_2O$）加800 mL dH_2O溶解，然后加入浓盐酸调节pH至7.5，最后加入dH_2O至1.0 L，溶液储存在4 ℃。

二、标本的保存与转运

1. 运输前或检测期间的保存

标本可暂时保存在0～4 ℃低温环境中，或在−20 ℃的冰箱中放置。但需注意以下原则：

（1）样品采集后最好在2 h内转运，小量标本应于采集后15～30 min内转运。

（2）标本在4 ℃短期储存，不能超过3 d。

（3）标本如果近期不进行检测，应直接在−20 ℃或−80 ℃下长期贮存，并避免反复冻融。

2. 长期保存

标本不经稀释，直接冻存于−80～−20 ℃并避免反复冻融，可保存数年至数十年。

3. 包装和标记

包装的具体要求取决于内容物的危害程度分类，以及所选择的运输方法。依照《人间传染的病原微生物名录》[1]，潜在含有轮状病毒、人类杯状病毒、腺病毒或星状病毒的标本，属于B类包装分类，运输时需按照UN 3373的规定进行运输包装、手续申报等。

4. 运输温度和时间

应置于 –20 ℃或 –20 ℃以下冷冻保存并运输，缩短运输时间。

5. 运输方式

可采用陆路、水路或航空等多种运输方式。但在运输过程中应采取保护措施，避免强烈振动、重力挤压等现象，并且要注意防火、防盗。

在上送标本的同时，需附带相关的流行病学资料。

三、病原检测流程及方法

（一）病原检测流程

轮状病毒检测流程见图 3 – 1 – 1。

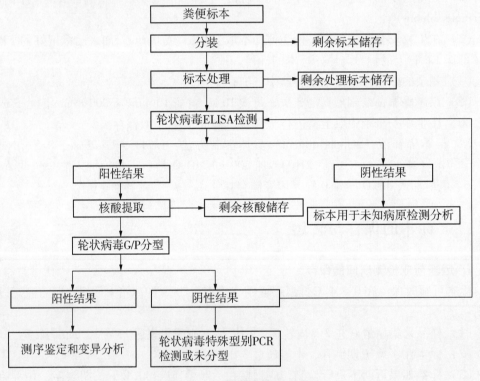

图 3 – 1 – 1　轮状病毒检测流程

（二）病原检测方法

A 组轮状病毒采用 ELISA 方法进行抗原检测，采用巢式 RT-PCR 方法进行核酸检测（对所有轮状病毒 ELISA 阳性的进行 G/P 分型），必要时要进行序列确认和分析。

1. A 组轮状病毒抗原检测（采用 ELISA 方法）

ELISA 方法是把抗原抗体的免疫反应和酶的高效催化作用原理有机地结合起来的一种检测技术。1985 年被 WHO 推荐作为 A 组轮状病毒的检测手段。ELISA 操作简便，价格低廉，灵敏度和特异度高，无放射污染，无须特殊仪器，准确性高。

具体操作步骤及结果判定请参照商品化的 A 组轮状病毒 ELISA 检测试剂盒说明书。

2. 轮状病毒核酸提取方法

具体步骤请参照商品化的核酸提取试剂盒说明书。

取 200 μL 处理好的粪便标本上清液，用于核酸的提取。核酸提取后适当分装，至少在 −70 ℃冰箱内保存 1 份备份核酸，便于后续研究和抽样检测。

3. A 组轮状病毒 G/P 分型检测（巢式 RT-PCR 检测）

（1）G 基因型分型的巢式 PCR 检测。

变性（10 μL）：

20 μM VP7F	1 μL
20 μM VP7R	1 μL
ddH$_2$O	3 μL
RNA 模板	5 μL

98 ℃变性 5 min，冰内冷却 5 min。

第一轮 PCR 体系及条件（50 μL）：

10 mM dNTP mix	2.0 μL
5 × buffer	10.0 μL
Enzyme mix	2.0 μL
RNase inhibitor	0.5 μL
ddH$_2$O	25.5 μL
变性产物	10.0 μL

50 ℃ 30 min→ 95 ℃ 15 min→（94 ℃ 30 s→ 42 ℃ 30 s→72 ℃ 1 min）×30→72 ℃ 7 min。

第二轮 PCR 体系及条件（20 μL）：

2 × PCR mix	10.0 μL
20 μM aBT1 − aAT8,G3,G9	各 0.5 μL
20 μM VP7R	0.5 μL
H$_2$O	5.5 μL
第一轮 PCR 产物	1.0 μL

94 ℃ 3 min→（94 ℃ 30 s→42 ℃ 30 s→72 ℃ 1 min）×35→72 ℃ 7 min。

（2）P 基因型分型的巢式 PCR 检测。

变性（10 μL）：

20 μM VP4F	1 μL
20 μM VP4R	1 μL
ddH$_2$O	3 μL
RNA 模板	5 μL

98 ℃变性 5 min，冰内冷却 5 min。

第一轮 PCR 体系及条件（50 μL）：

10 mM dNTP mix	2.0 μL
5 × buffer	10.0 μL
Enzyme mix	2.0 μL
RNase inhibitor	0.5 μL
ddH$_2$O	25.5 μL
变性产物	10.0 μL

50 ℃ 30 min→95 ℃ 15 min→（94 ℃ 30 s→42 ℃ 30 s→72 ℃ 1 min）×30→72 ℃ 7 min。

第二轮 PCR 体系及条件（20 μL）：

2 × PCR mix	10.0 μL
20 μM 2T1 - 5T1,P[11],1T_1D	各 0.5 μL
20 μM VP4F	0.5 μL
H$_2$O	5.5 μL
第一轮 PCR 产物	1.0 μL

94 ℃ 3 min→（94 ℃ 30 s→42 ℃ 30 s→72 ℃ 1 min）×35→72 ℃ 7 min。

（3）检测结果的判定：取 10 μL RT-PCR 扩增产物在 2.5% 琼脂糖凝胶上电泳。根据特异性核酸条带大小（见引物序列表 3 - 1 - 1 至表 3 - 1 - 4）判断 G、P 基因型。

（4）质量控制：每一次实验中，抗原检测、核酸提取和检测过程必须设立阴性、阳性对照。

（5）RT-PCR 所用的引物及序列：见表 3 - 1 - 1 至表 3 - 1 - 4。

表 3 - 1 - 1　VP7 RT-PCR[2-6]引物及序列

引　　物	序列（5′ - 3′）	核苷酸位置（cDNA 预期大小是 881 bp）
VP7F	ATGTATGGTATTGAATATACCAC	51 ~ 71
VP7R	AACTTGCCACCATTTTTTCC	932 ~ 914

表 3 - 1 - 2　G-Typing PCR[2-6]引物及序列

型　别	引　物	序列（5′ - 3′）	核苷酸位置	PCR 产物大小（bp）
G1	aBT1	CAAGTACTCAAATCAATGATGG	314 ~ 335	618
G2	aCT2	CAATGATATTAACACATTTTCTGTG	411 ~ 435	521
G3	G3	ACGAACTCAACACGAGAGG	250 ~ 269	682
G4	aDT4	CGTTTCTGGTGAGGAGTTG	480 ~ 499	452
G8	aAT8	GTCACACCATTTGTAAATTCG	178 ~ 198	754
G9	G9	CTTGATGTGACTAYAAATAC	757 ~ 776	179

表 3 - 1 - 3　VP4 RT-PCR[7,8] 引物及序列

引　　物	序列（5′ - 3′）	核苷酸位置（cDNA 预期大小是 663 bp）
VP4F	TATGCTCCAGTNAATTGG	132～149
VP4R	ATTGCATTTCTTTCCATAATG	775～795

表 3 - 1 - 4　P-Typing PCR[7,8] 引物及序列

型　别	引　物	序列（5′ - 3′）	核苷酸位置	PCR 产物大小（bp）
P[4]	2T - 1	CTATTGTTAGAGGTTAGAGTC	492～474	362
P[6]	3T - 1	TGTTGATTAGTTGGATTCAA	278～259	146
P[8]	1T - 1D	TCTACTGGRTTRACNTGC	356～339	224
P[9]	4T - 1	TGAGACATGCAATTGGAC	402～385	270
P[10]	5T - 1	ATCATAGTTAGTAGTCGG	594～575	462
P[11]	P[11]	GTAAACATCCAGAATGTG	323～305	191

4. B、C 组轮状病毒 G/P 分型检测（RT-PCR 检测）

（1）反转录（RT）。

反应体系（15 μL）：

5 × first strand buffer	2.05 μL
dNTP（10 mM）mix	0.75 μL
DTT（10 mM）	0.75 μL
SuperScriptⅡ逆转录酶（200 U/μL）	0.50 μL
Random Primer（0.5 μg/μL）	0.75 μL
RNA 酶抑制剂（40 U/μL）	0.50 μL
DEPC 处理 H_2O	2.20 μL
病毒核酸	7.50 μL

反应条件：42 ℃反转录 1 h，99 ℃灭活反转录酶 5 min，迅速放入冰内。

（2）PCR 反应：以上述反转录产物为模板进行 PCR 扩增。

PCR 体系（25 μL）：

10 × *Taq* buffer	2.500 μL
dNTP（2.5 mM）mix	2.000 μL
$MgCl_2$（25 mM）	2.000 μL
Taq DNA 聚合酶（5 U/μL）	0.125 μL
B5 - 2（33 μM）	0.200 μL
B5 - 3（33 μM）	0.200 μL
NG8S1（33 μM）	0.200 μL

NG8S2 （33 μM）	0. 200 μL
cDNA	2. 500 μL
ddH$_2$O	15. 075 μL

PCR 反应条件：94 ℃预变性 3 min，35 个循环（94 ℃变性 30 s，55 ℃退火 30 s，72 ℃延伸 1 min），72 ℃终延伸 7 min，4 ℃终止反应。

（3）PCR 检测结果判定：将扩增产物进行 1.5%琼脂糖凝胶电泳，紫外灯下观察和照相，然后与 DNA Marker 对照，根据目的条带的大小（见引物序列表 3 － 1 － 5）对照引物表判断是否阳性。

（4）质量控制：每一次实验中，抗原检测、核酸提取和检测过程必须设立阴性、阳性对照。

（5）引物序列：见表 3 － 1 － 5。

表 3 －1 －5　B 组、C 组轮状病毒 G/P 分型引物

病 毒 名 称	引物名称	极 性	引物序列（5′－3′）	产物大小（bp）
B 组轮状病毒	B5 － 2	+	GGCAATAAAATGGCTTCATTGC	814
	B3 － 3	－	GGGTTTTTACAGCTTCGGCT	
C 组轮状病毒	NG8S1	+	ATTATGCTCAGACTATCGCCAC	352
	NG8A2	－	GTTTCTGTACTAGCTGGTGAAC	

参考文献

［1］中华人民共和国卫生部. 人间传染的病原微生物名录［EB/OL］. http：//www. moh. gov. cn/mohbgt/pw10602/200804/20471. shtml，2006 － 01 －11.

［2］GENTSCH J R，GLASS R I，WOODS P，et al. Identification of group A *rotavirus* gene 4 types by polymerase chain reaction［J］. J Clin Microbiol，1992，30(6)：1365 －1373.

［3］GOUVEA V，GLASS R I，WOODS P，et al. Polymerase chain reaction amplification and typing of rotavirus nucleic acid from stool specimens［J］. J Clin Microbiol，1990，28(2)：276 －282.

［4］ITURRIZA-GóMARA M I，KANG G，MAMMEN A，et al. Characterization of G10P［11］*rotaviruses* causing acute gastroenteritis in neonates and infants in Vellore，India［J］. J Clin Microbiol，2004，42(6)：2541 －2547.

［5］ITURRIZA-GóMARA M I，GREEN J，BROWN D W，et al. Comparison of specific and random priming in the reverse transcriptase polymerase chain reaction for genotyping group A *rotaviruses*［J］. J Virol Methods，1999，78(1 －2)：93 －103.

［6］ITURRIZA-GóMARA M I，ISHERWOOD B，DESSELBERGER U，et al. Reassortment in vivo：driving force for diversity of *human rotavirus* strains isolated in the United Kingdom between 1995 and 1999［J］. J Virol，2001，75(8)：3696 －3705.

［7］ITURRIZA-GóMARA M I，GREEN J，BROWN D W，et al. Diversity within the VP4 gene of *rotavirus* P[8] strains: implications for reverse transcription-PCR genotyping[J]. J Clin Microbiol, 2000, 38(2): 898 - 901.

[8] SIMMONDS M K, ARMAH G, ASMAH R, et al. New oligonucleotide primers for P-typing of *rotavirus* strains: strategies for typing previously untypeable strains[J]. J Clin Virol, 2008, 42(4): 368 - 373.

（王宏　李丹地　刘娜　段招军）

第二章　人类杯状病毒

第一节　基 本 特 征

杯状病毒科包括 4 个属，分别是 *Lagovirus*，以兔出血病病毒（*Rabbit hemorrhagic disease virus*）为代表；诺如病毒（*Norovirus*，NoV），以诺瓦克病毒（*Norwalk virus*）为代表；札如病毒（*Sapovirus*，SaV），以札幌病毒（*Sapporovirus*）为代表；*Vesivirus*，以猪水泡疹病毒（*Swine vesicular exanthem virus*）为代表。其中 *Lagovirus* 和 *Vesivirus* 主要感染动物，而 NoV 和 SaV 主要感染人，因此合称为人类杯状病毒（*Human calicivirus*，HuCV）[1]。人类杯状病毒是世界范围内引起急性胃肠炎暴发流行的重要病原，感染所有年龄组[2-8]。

一、基本情况

诺如病毒原型株诺瓦克病毒是 1972 年在美国俄亥俄州诺瓦克镇胃肠炎患者粪便中发现，直径为 26 ～ 35 nm 的小圆结构病毒，无包膜；不能在细胞或组织中培养；电镜下缺乏显著的形态学特征。

札如病毒（*Sapoviruses*）属于杯状病毒科札如病毒属，是引起人、猪及水貂腹泻的重要肠道病原[9-11]。札如病毒的原型株札幌病毒（*Sapporovirus*）是 1977 年在日本札幌地区一次有婴儿的家庭中发生的胃肠炎暴发中被检测到[12]。

二、病原学特征

诺如病毒是由基因组为 7 642 个核苷酸组成单股正链 RNA 病毒，诺如病毒属进一步分为 5 个遗传组，其中 G I 、G II 和 G IV 主要感染人，而 G III 和 G V 分别感染牛和鼠。其中，G I 和 G II 是感染人的最流行的两个遗传组。诺如病毒的衣壳是由 180 个衣壳蛋白单体构成 90 个二聚体，然后形成一个二十面体对称的衣壳结构。根据衣壳中的位置，进一步分为壳区 S 区和突出区 P 区，S 区形成衣壳的内壳，P 区形成拱样结构，再进一步分为 P1 和 P2 亚区，P1 亚区位于拱样结构的底部，P2 为衣壳的最外端，参与受体结合。诺如病毒基因组全长约 7.5 kb，病毒末端结合蛋白 VPg 共价结合在基因组 5′末端，3′末端有一个 poly A。诺如病毒整个基因组含有 3 个开放阅读框（ORF）[13]，ORF1 的序列与小 RNA 病毒的 2C、3C 和 3D 区相似，其编码 1 738 个氨基酸的非结构蛋白前体。ORF2 和 ORF3 编码结构蛋白，其中 ORF2 编码一个 530 氨基酸的主要衣壳蛋白，该蛋白可以在昆虫或哺乳动物细胞内的重组杆状病毒或委内瑞拉马脑炎（VEE）复制子中自行组装成重组诺瓦克病毒样颗粒（nRV VLPS）[14,15]，其外形和大小与天然病毒相似，具有抗原性；而 ORF3 则编码结合于衣壳蛋白上的辅助蛋白，可能与基因组的初始包装有关[16]。

札如病毒为单股正链 RNA 病毒，基因组全长 7 ～ 8 kb，带有多聚 A 尾，没有囊膜，病毒直径 27 ～ 35 nm。SaV 包含 2 个主要的开放阅读框（ORF），ORF1 编码一个多聚蛋白，经过蛋白酶处理后分解为几个非结构蛋白和一个衣壳蛋白（capsid VP1）。ORF2 编码一个碱性蛋白（VP2），它是非结构蛋白。G I、G IV、G V 型 SaV 还含有一个较小的 ORF3，编码一个碱性蛋白。SaV 可以感染人、猪、貂、蛤、牡蛎等。根据衣壳蛋白全基因的序列分析，SaV 被分为 5 个基因型（G I、G II、G III、G IV、G V），其中 G I（1 ～ 5）、G II（1 ～ 6）、G IV（1）和 G V（1），即 4 个主型 13 个亚型[2,17]，主要感染人，G III 型主要感染猪[2]。

三、临床表现及流行病学特征

HuCV 流行的一般特点是：HuCV 存在多种传播途径，即人 – 人传播、食源性传播、水源传播，其中人 – 人传播又可分为粪 – 口传播和呕吐物的气溶胶传播。由于 HuCV 感染剂量低（10 ～ 100 个病毒颗粒）、缺乏持续的免疫力且人群对 HuCV 普遍易感、存在多种潜在传播途径等，导致 HuCV 感染极易形成暴发[18,19]，其暴发流行的特点为：潜伏期 15 ～ 50 h，呕吐、腹泻等急性症状的发生率超过半数，病程一般 12 ～ 60 h，排除细菌和寄生虫感染[18]。

诺如病毒能感染所有的年龄组，在一年四季均有发生，但暴发的高峰一般在寒冷的冬季，经常暴发于学校、医院、邮轮、餐馆等半封闭的场所，以及一些聚会活动比如旅行、婚礼或者体育盛会等。主要症状是呕吐或腹泻，或者兼而有之，呕吐是诺如病毒暴发的典型症状，但是呕吐在 1 岁儿童中并不多见。常伴有恶心、腹痛、腹绞痛、厌食、不适和低烧、无血便。在感染志愿者研究中，有 1/3 隐形感染。诺如病毒感染引起的疾病一般来说是自限性的，但是在 5 岁以下儿童和 65 岁以上老年人中会导致病程延长或住院。病程一般为 28 ～ 60 h，其中有 15% 的病例病程超过 3 d，在免疫力低下的患者或经历其他疾病的患者中病程会更长。诺如病毒排毒时间一般在高峰过后的 1 ～ 3 d，据报道在免疫功能低下的患者中排毒时间可长达 56 d；传播方式一般可通过粪 – 口途径、呕吐物气溶胶以及接触被污染的物体进行传播，也可通过食用污染的食物，饮用污染过的水，以及接触污染过的食物等进行传播，在食物中贝类和草莓引起胃肠炎传播最为常见，其他的患病的厨师准备食物也是传播途径之一。诺如病毒一般在人群诱导短期的免疫保护，感染后仍有再次感染同一毒株或其他毒株的可能性，重复感染有可能会产生长期免疫保护。在治疗方面，主要是防止脱水，没有抗病毒药物，疫苗研制尚在早期阶段。

SaV 也能通过多种途径传播，可以从患者粪便、环境样本（如废水）、水产品（如蛤）及其他食品等中检出[20]。SaV 感染多发于冬季，但其他季节也有暴发。SaV 感染后主要引起腹泻、呕吐等症状。专门针对 SaV 有效的消毒技术还未见报道，因此只能采用常规卫生和消毒措施。由于它属于杯状病毒，暂时可以参考针对其他杯状病毒（如NoV）的研究报道。杯状病毒抵抗力较强，在环境中可以保持数周，加热和 10×10^{-12} 的氯化物可以用作水质消毒，紫外线或 γ 射线可以灭活，乙醇、高温等也有降低病毒滴度的作用。

参考文献

[1] GREEN K Y, ANDO T, BALAYAN M S, et al. Taxonomy of the caliciviruses[J]. J Infect Dis, 2000, 181(S2): 322 – 330

[2] HANSMAN G S. Human sapoviruses: genetic diversity, recombination, and classification[J]. Rev Mlassif, 2007, 17(2): 133 – 141

[3] HANSMAN G S, TAKEDA N, KATAYAMA K. Genetic diversity of sapovirus in children, Australia[J]. Emerg lnfect Dis, 2006, 12(1): 141 – 143.

[4] BON F, FASCIA P, DAUVERGNE M, et al. Prevalence of group A rotavirus, human calicivirus, astrovirus, and adenovirus type 40 and 41 infections among children with acute gastroenteritis in Dijon, France[J]. J Clin Microbiol, 1999, 37: 3055 – 3058.

[5] KIRKWOOD C D, BISHOP R F. Molecular detection of human calicivirus in young children hospitalized with acute gastroenteritis in Melbourne, Australia, during 1999 [J]. J Clin Microbiol, 2001, 39: 2722 – 2724.

[6] PANG X L, PREIKSAITIS J K, LEE B. Multiplex real time RT-PCR for the detection and quantitation of norovirus genogroups I and II in patients with acute gastroenteritis[J]. J Clin Virol, 2005, 33: 168 – 171.

[7] SIMPSON R, ALIYU S, ITURRIZA-GOMARA M, et al. Infantile viral gastroenteritis: on the way to closing the diagnostic gap[J]. J Med Virol, 2003, 70: 258 – 262.

[8] SUBEKTI D S, TJANIADI P, LESMANA M, et al. Characterization of Norwalk-like virus associated with gastroenteritis in Indonesia[J]. J Med Virol, 2002, 67: 253 – 258.

[9] FLYNN WT, SAIF L J, MOORHEAD P D. Pathogenesis of porcine enteric calicivirus-like virus in four-day-old gnotobiotic pigs[J]. Am J Vet Res, 1988, 49: 819 – 825.

[10] GUO M, HAYES J, CHO K O, et al. Comparative pathogenesis of tissue culture-adapted and wild-type Cowden porcine enteric calicivirus (PEC) in gnotobiotic pigs and induction of diarrhea by intravenous inoculation of wild-type PEC[J]. J Virol, 2001, 75: 9239 – 9251.

[11] GUO M, EVERMANN J F, SAIF L J. Detection and molecular characterization of cultivable caliciviruses from clinically normal mink and enteric caliciviruses associated with diarrhea in mink[J]. Arch Virol, 2001, 146: 479 – 493.

［12］KOGASAKA R, NAKAMURA S, CHIBA Y, et al. The 33- to 39-nm virus-like particles, tentatively designated as Sapporo agent, associated with an outbreak of acute gastroenteritis［J］. J Med Virol, 1981, 8：193 – 197.

［13］CLARKE I N, LAMBDEN P R. Organization and expression of calicivirus genes［J］. J Infect Dis, 2000, 181(Suppl. 2)：S309 – 316.

［14］BARIC R S, YOUNT B, LIDESMITH L, et al. Expression and self-assembly of Norwalk virus capsid protein from Venezuelan equineencephalitis virus replications［J］. J Virol, 2002, 76(6)：3023 – 3030.

［15］HARRINGTON P R, YOUNT B, JOHNSTON R E, et al. Systemic, mucosal, and heterotypic immune induction in mice inoculated with Venezuelan equine encephalitis replicons expressing Norwalk virus-like particals［J］. J Virol, 2002, 76(2)：730 – 742.

［16］GALSS P J, WHITE L J, BALL J M, et al. Norwalk virus open reading frame 3 encodes a minor structural protein［J］. J Virol, 2000, 74(14)：6581 – 6591.

［17］IWAI M, HASEGAWA S, OBARA M, et al. Continuous presence of noroviruses and sapoviruses in raw sewage reflects infections among inhabitants of Toyama. Japan 2006 to 2008［J］. Appl Environ Microbiol, 2009, 75(5)：1264 – 1270.

［18］ROCKX B, DE WIT M, VENNEMA H, et al. Natural history of human calicivirus infection：a prospective Cohort study［J］. Clin Infect Dis, 2002, 35(3)：246 – 253.

［19］LOPMAN B A, REACHER M, GALLIMORE C, et al. A summertime peak of alicivirus infection：a surveillance of noroviruses in England and Wales, 1995 to 2002［J］. BMC Public Health, 2003, 3(1)：13.

［20］KITAIMA M, OKA T, HARAMOTO E, et al. Detection and genetic analysis of human sapoviruses in river water in Japan［J］. Appl Environ Microbiol, 2010, 76(8)：2461 – 2467.

（王宏　靳淼　段招军）

第二节　检　测　技　术

一、标本的采集、处理、保存与转运

人类杯状病毒标本采集、处理、保存及转运操作方法同轮状病毒[1]。

二、病原检测方法

（一）诺如病毒抗原检测（采用 ELISA 方法）

检测原理：诺如病毒抗原检测（酶联免疫法）采用了含有特异性单克隆抗体的抗体夹心检测法。抗诺如病毒多种基因型的特异性抗体包被于微孔板的微孔表面。将待测粪便样本的悬浮液、质控液与生物素化的单克隆抗诺如病毒抗体（标记物 1）滴加到微孔中，在室温（20～25 ℃）下孵育。洗涤后，在微孔中加入链霉菌抗生物素蛋白 – 过氧化物酶结合物（标记物 2），在室温（20～25 ℃）下孵育。如果粪便样本中存在诺如病毒，固定抗体、诺如病毒、链霉菌抗生物素蛋白 – 过氧化物酶标记抗体一起形成夹心抗体复合物。通过进一步的洗涤，去除未结合的酶标记抗体。加入底物后，阳性反应时，结合的酶使微孔中的溶液由原来的无色变为蓝色。加入终止液，溶液由蓝色变为黄色。其吸光度与粪便样本中诺如病毒浓度成正比。

具体操作步骤及结果判定请参照商品化的诺如病毒 ELISA 检测试剂盒说明书。

（二）人类杯状病毒核酸提取方法

具体操作步骤请参照商品化的核酸提取试剂盒说明书。

取 200 μL 处理好的粪便标本上清液用于核酸的提取。核酸提取后适当分装，至少在 –70 ℃冰箱内保存 1 份备份核酸，便于后续研究和抽样检测。

（三）人类杯状病毒核酸检测

1. 诺如病毒核酸检测

诺如病毒核酸检测采用实时 PCR（real-time）和 RT-PCR 两种检测方法。

（1）诺如病毒 real-time 检测的引物和探针见表 3 – 2 – 1。具体操作步骤、结果解释和分析说明请参照商品化的 real-time 检测试剂盒说明书。

（2）诺如病毒 RT-PCR 检测［见"2. 人类杯状病毒（诺如病毒和札如病毒）RT-PCR检测"（采用多重 RT-PCR 方法）］。

表 3 - 2 - 1 诺如病毒 GI 和 GII 寡核苷酸引物和探针[2]

基 因 型	引物/探针	序列（5′ - 3′）	工作浓度（nM）
G I	Cog 1F	CGYTGGATGCGITTYCATGA	400
	Cog 1R	CTTAGACGCCATCATCATTYAC	400
	Ring 1A	FAM - AGATYGCGATCYCCTGTCCA - BHQ	200
	Ring 1B	FAM - AGATCGCGGTCTCCTGTCCA - BHQ	200
G II	Cog 2F	CARGARBCNATGTTYAGRTGGATGAG	400
	Cog 2R	TCGACGCCATCTTCATTCACA	400
	Ring 2	JOE - TGGGAGGGCGATCGCAATCT - BHQ	200

2. 人类杯状病毒（诺如病毒和札如病毒）RT-PCR 检测（采用多重 RT-PCR 方法）

（1）反转录（RT）。

反应体系（15 μL）：

5 × first strand buffer	2.05 μL
dNTP（10 mM）mix	0.75 μL
DTT（10 mM）	0.75 μL
SuperScript II 逆转录酶（200 U/μL）	0.50 μL
Random Primer（0.5 μg/μL）	0.75 μL
RNA 酶抑制剂（40 U/μL）	0.50 μL
DEPC 处理 H_2O	2.20 μL
病毒核酸	7.50 μL

反应条件：42 ℃反转录 1 h，99 ℃灭活反转录酶 5 min，迅速放入冰内。

（2）人类杯状病毒 PCR。

反应体系（25 μL）：

10 × *Taq* buffer	2.500 μL
dNTP（2.5 mM）mix	2.000 μL
$MgCl_2$（25 mM）	2.000 μL
Taq DNA 聚合酶（5 U/μL）	0.125 μL
G I -SKF（33 μM）	0.200 μL
G I -SKR（33 μM）	0.200 μL
COG2F（33 μM）	0.200 μL
G II -SKR（33 μM）	0.200 μL
SLV-5317（33 μM）	0.200 μL
SLV-5749（33 μM）	0.200 μL

cDNA				2.500 μL
ddH$_2$O				14.675 μL

反应条件：94 ℃预变性 3 min；94 ℃变性 30 s，55 ℃退火 30 s，72 ℃延伸1 min，35 个循环；72 ℃延伸 7 min。

（3）PCR 结果判定：将扩增产物进行 1.5% 琼脂糖凝胶电泳，紫外灯下观察和照相，然后与 DNA Marker 对照，根据目的条带的大小（见引物序列表 3 - 2 - 2）对照引物表判断是否阳性。

（4）质量控制：每一次实验中，抗原检测、核酸提取和检测过程必须设立阴性、阳性对照。

（5）人类杯状病毒引物及序列[3]见表 3 - 2 - 2。

表 3 - 2 - 2　人类杯状病毒引物及序列

病毒名称	引 物	极 性	序列（5′- 3′）	PCR 产物长度（bp）
Norovirus G Ⅰ	G1-SKF	+	CTGCCCGAATTYGTAAATGA	330
	G1-SKR	–	CCAACCCARCCATTRTACA	
Norovirus G Ⅱ	COG2F	+	CARGARBCNATGTTYAGRTGGATGAG	387
	G2-SKR	–	CCRCCNGCATRHCCRTTRTACAT	
Sapovirus	SLV-5317	+	CTCGCCACCTACRAWGCBTGGTT	434
	SLV-5749	–	CGGRCYTCAAAVSTACCBCCCCA	

参考文献

[1] 中华人民共和国卫生部. 人间传染的病原微生物名录[EB/OL]. http://www.moh.gov.cn/mohbgt/pw10602/200804/20471.shtml, 2006 - 01 - 11.

[2] KAGEYAMA T, KOJIMA S, SHINOHARA M, et al. Broadly reactive and highly sensitive assay for Norwalk-like viruses based on real-time quantitative reverse transcription-PCR[J]. J Clin Microbiol, 2003, 41(4)：1548 - 1557.

[3] YAN H N, FUMIHIRO YAGYU, SHOKO OKITSU, et al. Detection of norovirus (GI, GII), Sapovirus and astrovirus in fecal samples using reverse transcription single-round multiplex PCR[J]. J Virol Methods, 2003, 114(1)：37 - 44.

（王宏　靳森　段招军）

第三章　人星状病毒

第一节　基本特征

人星状病毒（*Human Astrovirus*，HAstV）是 1975 年由 Appleton 和 Higgins 利用电镜从腹泻儿童粪便标本中发现的[1]。其病毒颗粒表面在电镜下有 5～6 个星状突起，故而命名为星状病毒。星状病毒科（Astroviridae）包括感染哺乳动物的哺乳类星状病毒（*Mamastroviruses*）和感染禽类的禽星状病毒（*Avastroviruses*）2 个属。根据其宿主的不同，各病毒属又分为不同的病毒种，如哺乳类星状病毒属的人星状病毒、牛星状病毒和猪星状病毒等，禽星状病毒属的鸭子星状病毒和鸟肾炎病毒等。人星状病毒又可进一步分为 8 种不同的血清型或基因型[2,3]。

一、基本情况及病原学特征

人星状病毒是无包膜的单股正链 RNA 病毒，病毒颗粒的直径为 28～30 nm，基因组全长为 6～8 kb[2]，包括 3 个开放阅读读码框（ORF1a、ORF1b、ORF2）、2 个非编码区（5′非编码区和 3′非编码区）和 1 个多聚腺苷酸尾，其中 ORF1a 和 ORF1b 之间有 71 个核苷酸的重叠区，ORF1b 的 5′端缺乏合适的起始密码 AUG[4]。ORF1b 是 3 个开放阅读读码框中相对保守的区域，而 ORF2 区是变异相对较高的区域[5]。ORF2 区又可分为 4 个亚区，其中 I 区在各血清型之间是高度保守的，而 II～IV 区是相对变异性较高的区域[6]。ORF1b-ORF2 重叠区易出现星状病毒的基因重组[7]。在研究新型星状病毒 MLB1 的全基因结构特点时发现，其缺少像普通人星状病毒基因组结构方面的部分保守序列，如在 5′非编码区、3′非编码区及 ORF1b/2 区的一些核苷酸序列，从而成为一种新型的星状病毒[6]。ORF1a 和 ORF1b 编码非结构蛋白丝氨酸蛋白酶和 RNA 依赖的 RNA 聚合酶（RNA-dependent RNA polymerase，RDRP）。ORF2 编码衣壳蛋白的前体结构蛋白，HAstV 的衣壳蛋白由 2～3 个蛋白组成，根据其血清型的不同而有所不同[7]。动物星状病毒衣壳蛋白由 2～5 个蛋白组成；人星状病毒的衣壳蛋白由 2～3 个蛋白（P1、P2、P3）组成，血清型 1 型和 2 型具有 3 个衣壳蛋白（$20 \times 10^3 \sim 33 \times 10^3$），血清型 3 型则由 2 个蛋白组成（$32 \times 10^3$ 和 26×10^3），其中 32×10^3 蛋白为主要成分，而血清型 5 型的 Marin County 株仅由一个 30×10^3 的衣壳蛋白组成[4,8]。

二、临床表现及流行病学特征

HAstV 是引起病毒性腹泻的重要病原之一[9]，既可引起散发性腹泻，也可以引起暴发性腹泻，容易在医院婴儿室和托儿所等场所引起暴发。感染源为被污染的食物、水及物体表面[10]，主要通过粪－口途径传播。机体感染 HAstV 后，可出现症状，也可表现为无症状的带毒者。老年人及免疫功能低下的人星状病毒感染患者多因腹泻而就诊[11,12]，儿童可出现水样便、呕吐、食欲减退，偶有发热、腹痛。此外，HAstV 引起的院内感染现象也比较普遍。

人星状病毒感染多发生在 2 岁以内，尤其是 1 岁以内的婴幼儿，多为散发，但也可发生暴发或流行。人星状病毒与轮状病毒一样，其感染有明显的季节性，一般在温带地区的流行季节为冬季，在热带地区的流行季节为雨季。日本的人星状病毒感染多发生在轮状病毒流行季节之后的冬末和初春。在我国北京，人星状病毒的感染主要集中在 10 月至次年 3 月（即秋冬季），与轮状病毒的流行季节相似[13]。人星状病毒感染后，经过 1～3 d 的潜伏期后出现腹泻症状，表现为水样便伴呕吐、腹痛、发热等症状。单纯人星状病毒感染者症状多较轻，一般不发生脱水等严重并发症。人星状病毒合并轮状病毒和（或）人类杯状病毒感染时症状可能较重，但此时是其中一种病毒的作用结果，还是多种病毒共同作用结果，尚无定论。

对人星状病毒感染尚无特异性治疗措施，症状较轻者只需对症处理，一般经数天病情可自愈。合并轮状病毒等感染或症状较重者，需采取补液、支持治疗等综合治疗措施，以防发生脱水及其他严重并发症。

参考文献

［1］APPLETON H，HIGGINS P G. Letter：Viruses and gastroenteritis in infants［J］. Lancet，1975，1(7919)：1297.

［2］GUO L，XU X，SONG J，et al. Molecular characterization of astrovirus infection in children with diarrhea in Beijing，2005－2007［J］. J Med Virol，2010，82(3)：415－423.

［3］MENDEZ E，FERNANDEZ-LUNA T，LOPEZ S，et al. Proteolytic processing of a serotype 8 human astrovirus ORF2 polyprotein［J］. J Virol，2002，76(16)：7996－8002.

［4］MIDTHUN K，GREENBERG H B，KURTZ J B，et al. Characterization and seroepidemiology of a type 5 astrovirus associated with an outbreak of gastroenteritis in Marin County，California［J］. J Clin Microbiol，1993，31：955－962.

［5］STRAIN E，KELLEY L A，SCHULTZ-CHERRY S，et al. Geomicanalysis of closely related astroviruses［J］. J Virol，2008，82(10)：5099－5103.

［6］FINKBEINER S R，KIRKWOOD C D，WANG D. Complete genome sequence of a highly divergent astrovirus isolated from a child with acute diarrhea［J］. J Virol，2008，5(1)：117.

［7］WOLFAARDT M，KIULIA N M，MWENDA J M，et al．Evidence of a recombinant with type human astrovirus strain from a Kenyan child with gastroenteritis［J］．J Clin Microbiol，2011，49（2）：728 - 731．

［8］BELLIOT G，LAVERAN H，MONROE S S．Outbreak of gastroenteritis in military recruits associated with serotype 3 astrovirus infection［J］．J Med Viol，1977，51：101 - 106．

［9］DENNEHY P H，NELSON S M，SPANGENBRGER S，et al．A prospective case control study of the role of astrovirus in acute diarrhea among hospitalized yong children［J］．J Infect Dis，2001，184：10 - 15．

［10］WALTER J E，MITCHELL D K．Role of astroviruses in childhood diarrhea［J］．Current Opinionin Pediatrics，2000，12（3）：275 - 279．

［11］TREVION M，PRIETO E，PENALVER D，et al．Diarrhea caused by adenovirus and astrovirus in hospitalized immunodeficient patients［J］．Enfer-medades Infecciosasy Microbiologia Clinical，2001，19（1）：7 - 10．

［12］SHASTRI S，DOANE A M，GONZALES J，et al．Prevalence of astroviruses in a children's hospital［J］．J Clin Microbiol，1998，36（9）：2571 - 2574．

［13］刘春艳，申昆玲，王树欣，等．北京儿童医院住院的腹泻患儿星状病毒感染分析［J］．中华儿科杂志，2000，40（7）：402 - 404．

（王宏　刘娜　段招军）

第二节 检测技术

一、标本的采集、处理、保存与转运

人星状病毒标本采集、处理、保存与转运操作方法同轮状病毒[1]。

二、病原检测方法

（一）人星状病毒抗原检测（采用 ELISA 方法）

具体操作步骤及结果判定请参照商品化的人星状病毒 ELISA 检测试剂盒说明书。

（二）核酸提取方法

具体操作步骤请参照商品化的核酸提取试剂盒说明书。

取 200 μL 处理好的粪便标本上清液，用于核酸的提取。核酸提取后适当分装，至少在 −70 ℃冰箱内保存 1 份备份核酸，便于后续研究和抽样检测。

（三）人星状病毒 RT-PCR 检测方法

（1）反转录。
RT 反应体系：

5 × first strand buffer	2.05 μL
dNTP（10 mM）mix	0.75 μL
DTT（10 mM）	0.75 μL
SuperScript Ⅱ逆转录酶（200 U/μL）	0.50 μL
Random Primer（0.5 μg/μL）	0.75 μL
RNA 酶抑制剂（40 U/μL）	0.50 μL
DEPC 处理 H_2O	2.20 μL
病毒核酸	7.50 μL

反应条件：42 ℃反转录 1 h，99 ℃灭活反转录酶 5 min，迅速放入冰内。
（2）PCR 反应：以上述反转录产物为模板进行 PCR 扩增。
PCR 体系：

10 × Taq buffer	2.500 μL
dNTP（2.5 mM）mix	2.000 μL
$MgCl_2$（25 mM）	2.000 μL
Taq DNA 聚合酶（5 U/μL）	0.125 μL

Mon269（33 μM）		0.200 μL
Mon270（33 μM）		0.200 μL
cDNA		2.500 μL
ddH$_2$O 至		25.000 μL

PCR 反应参数：94 ℃预变性 5 min，35 个循环（94 ℃变性 30 s，55 ℃退火30 s，72 ℃延伸 1 min），72 ℃终延伸 7 min，4 ℃终止反应。

（3）PCR 检测结果判定：将扩增产物进行 1.5% 琼脂糖凝胶电泳，紫外灯下观察和照相，然后与 DNA Marker 对照，根据目的条带的大小（449 bp）对照引物表判断是否阳性。

（4）质量控制：每一次实验中，抗原检测、核酸提取和检测过程必须设立阴性、阳性对照。

（5）引物序列[2]：见表 3 - 3 - 1。

表 3 - 3 - 1　人星状病毒检测引物及序列

病毒名称	引物名称	极性	引物序列（5′- 3′）	产物大小（bp）
星状病毒	Mon269	+	CAACTCAGGAAACAGGGTGT	449
	Mon270	－	TCAGATGCATTGTCATTGGT	

参考文献

[1]中华人民共和国卫生部. 人间传染的病原微生物名录［EB/OL］. http：//www. moh. gov. cn/mohbgt/pw10602/200804/20471. shtml，2006 - 01 - 11.

[2] NOEL S, LEE T W, KURTZ J B, et al. Typing of human astroviruses from clinical isolates by enzyme immunoassay and nucleotide sequencing［J］. J Clin Microbiol，1995，33（4）：797 - 801.

（王宏　刘娜　段招军）

第四章 肠道腺病毒

第一节 基本特征

腺病毒（*Adenovirus*，AdV）属于腺病毒科（Adenoviridae），分为两个属：哺乳动物腺病毒属（*Mastadenovirus*）和禽类腺病毒属（*Aviadenovirus*）。人腺病毒（*Human adenoviruses*，HAdV）属于哺乳动物腺病毒属的无包膜双链 DNA 病毒。国际病毒学分类委员会（ICTV）将 HAdV 分为 A～G 7 个组[1]。随着高通量测序技术的发展，根据全基因组序列分析，更多新的腺病毒型别被发现，目前，根据文献报道和基因银行（GenBank）数据库资料显示，已经有 68 个血清型。HAdV A 组是引起儿童急性出血性膀胱炎和胃肠炎的主要病原体；HAdV B 组常在成年人中引起流行；HAdV C 组主要引起小儿上呼吸道感染；HAdV D 组主要引起流行性结膜炎；HAdV B 组和 E 组是军营人员感染的主要病因；HAdV 40 型（Ad 40）和 41 型（Ad 41）属于 F 组，称为肠道腺病毒（EAdV），引起感染性腹泻；HAdV 52 型属于 HAdV G 组，是 2007 年由美国学者 Jones 等首次发现的[2,3]。

一、基本情况及病原学特征

肠道腺病毒（Enteric adenovirus，EAdV）是导致儿童腹泻的重要病原体，发病率仅次于轮状病毒、诺如病毒。研究表明，在免疫缺陷患者中，EAdV 易引起并发症的发生，甚至导致死亡。国内外均有 EAdV 暴发或流行的报道[4]。虽然近年来的研究发现 A、C、D、G 等其他亚型的腺病毒均可引起婴幼儿急性腹泻[3]，但 EAdV 仍以 F 亚群的 40 型和 41 型最为常见，其代表株分别为原型株 Dugan-Hovix 病毒和 Tak 病毒[5]。

EAdV 的结构与普通腺病毒相同，均为线状双链 DNA 病毒，长约 36 kb，两端各有一个长约 100 bp 的反向末端重复序列（inverted terminal repeat，ITR），5′—端连接有末端蛋白，ITR 的内侧为病毒包装需要的顺式作用元件。腺病毒是无脂溶性包膜的球形结构，直径为 70～90 nm，由 252 个壳粒呈二十面体排列构成，含有 3 种主要蛋白，包括 240 个六邻体、12 个五邻体基底和 12 根纤突。不同血清型根据六邻体上的表位进行判断，五邻体对六邻体起协同作用，发挥中和病毒的效果。Ad 40 和 Ad 41 的五邻体上有 2 条长短不等的纤维，这可能与 F 亚群的腺病毒和细胞表面的受体结合途径有关。EAdV 无类脂包膜，能耐受脂溶剂、蛋白酶、胆汁等作用，能耐酸，在 pH 为 1.5～3.0

经 24 h 还保留感染性，在 pH 为 11 时很快灭活。室温下很稳定，但在 56 ℃ 30 min 可灭活。

二、临床表现及流行病学特征

肠道腺病毒一般主要感染 2 岁以下儿童、免疫缺陷患者以及器官移植患者。不同亚群腺病毒感染所出现的症状有所不同，研究发现，腺病毒 3、4、7、8、19、37 型可以出现腹泻症状[6]；人类 EAdV 感染的主要症状是腹泻，水样便或稀便，同时伴有发热、呕吐，大多数患儿有轻度至中度脱水，可伴有呼吸道症状[7]。EAdV 感染所出现的呕吐更频繁，Ad 40 型发病初期症状较重，Ad 41 感染者腹泻持续时间较长，Ad 40 型和 Ad 41 型腹泻平均天数分别为 8.6 和 12.2 d[8]。EAdV 感染潜伏期约为 3 ～ 10 d，可发生二次感染，粪便排毒可持续 10 d[9]。肠道腺病毒感染没有明显的季节高峰，全年都有发生。肠道腺病毒可引起院内暴发，在成人中造成暴发不是很常见。EAdV 在婴幼儿各年龄段均可感染，但发病年龄主要是在 2 岁以下（73.7%）[10]，54.9% 发生在 1 岁以下，年龄最小的是 2 个月[11]。新生儿腹泻标本中未检测到 EAdV，提示母传 EAdV 抗体发挥了作用[12]。EAdV 40 主要感染 12 个月左右的婴儿，而 EAdV 41 则感染年龄稍大的婴幼儿。EAdV 主要通过粪 - 口途径传播，但也可通过污水及食物传播。腺病毒肠炎一般较轻，EAdV 呈自限性，预后较好，但严重时也可因脱水而死亡。

三、治疗及预防

EAdV 感染导致的腹泻呈自限性，治疗时注意纠正电解质紊乱，防止因脱水导致循环衰竭甚至死亡，无合并细菌感染时尽量不使用抗生素。EAdV 对干扰素敏感，因此在治疗 EAdV 导致的腹泻时可以适当使用干扰素。

参考文献

［1］FAUQUET C M, MAYO M A, MANILOFF J, et al. Virus Tax-onomy：the eight report of the international committee on taxonomy of viruses［R］. Netherlands：Elsevier Academic Press，2005：213 – 218.

［2］JONESM, HARRACH B, GANAC R D, et al. New adenovirus species found in a patient presenting with gastroenteritis［J］. J Virol, 2007, 81：5978 – 5984.

［3］WALSH M P, SETO J, LIU E B, et a1. Computational analysis of two species C human adenoviruses provides evidence of a novel virus［J］. J Clin Microbiol, 2011, 49(10)：3842 – 3490.

［4］TSOU T P, TAN B F, CHANG H Y, et a1. Community outbreak of adenovirus, Taiwan, 2011［J］. Emerg Infect Dis, 2012, 18：1825 – 1832.

［5］DE JONG J C, WIGAND R, KIDD A U, et a1. Candidate adenoviruses 40 and 41：

fastidious adenoviruses from human infant stool[J]. J Med Virol, 1983, 11(3): 215-231.

[6] LEILI, TANG G P, TUAN A N, et a1. Molecular epidemiology of adenovirus infection among pediatric population with diarrhea in Asia[J]. Microbiol Immunol, 2005, 49(2): 121-128.

[7] LIN H C, KAO C L, LU C Y, et a1. Enteric adenovirus infection in children in Taipei[J]. J Microbiol Immunol Infect, 2000, 3(33): 176-180.

[8] DEY R S, GHOSH S, CHAWLA S M, et a1. Circulation of a novel pattern of infections by enteric adenovirus serotype 41 among children below 5 years of age in Kolkata, India[J]. J Clin Microbiol, 2011, 49: 500-505.

[9] ALBERT M J. Enteric adenoviruses. Brief review[J]. Arch Virol, 1986, 88: 1-17.

[10] JARECKL, KHAN K, UNICOMB L E. Seroprevalence of enteric and nonenteric adenoviruses in Bangladesh[J]. J Clin Microbiol, 1992, 30(10): 2733-2734.

[11] BICER S, SAHIN G T, KONCAY B, et a1. Incidence assessment of rotavirus and adenovirus associated acute gastroenteritis cases in early childhood[J]. Infez Med, 2011, 19: 113-119.

[12] 刘立颖, 钱渊, 张又, 等. 2010年北京住院腹泻患儿腺病毒感染的研究[J]. 中华儿科杂志, 2012, 50: 450-454.

（王宏　李丹地　刘娜　段招军）

第二节　检　测　技　术

一、标本的采集、处理、保存与转运

肠道腺病毒标本采集、处理、保存与转运操作方法同轮状病毒[1]。

二、病原检测方法

（一）肠道腺病毒抗原检测（采用 ELISA 方法）

具体操作步骤及结果判定请参照商品化的腺病毒 ELISA 检测试剂盒说明书。

（二）核酸提取方法

具体操作步骤请参照商品化的核酸提取试剂盒说明书。

取 200 μL 处理好的粪便标本上清液用于核酸的提取。核酸提取后适当分装，至少在 −70 ℃冰箱内保存 1 份备份核酸，便于后续研究和抽样检测。

（三）肠道腺病毒 PCR 检测方法

（1）PCR 反应：以上述反转录产物为模板进行 PCR 扩增。

PCR 体系：

$10 \times Taq$ buffer	2.500 μL
dNTP（2.5 mM）mix	2.000 μL
$MgCl_2$（25 mM）	2.000 μL
Taq DNA 聚合酶（5 U/μL）	0.125 μL
Ad1（33 μM）	0.200 μL
Ad2（33 μM）	0.200 μL
cDNA	2.500 μL
ddH_2O	15.475 μL

PCR 反应参数：94 ℃预变性 5 min，35 个循环（94 ℃变性 30 s，55 ℃退火 30 s，72 ℃延伸 1 min），72 ℃终延伸 7 min，4 ℃终止反应。

（2）PCR 检测结果判定：将扩增产物进行 1.5% 琼脂糖凝胶电泳，紫外灯下观察和照相，然后与 DNA Marker 对照，根据目的条带的大小（482 bp）对照引物表判断是否阳性。

（3）质量控制：每一次实验中，抗原检测、核酸提取和检测过程必须设立阴性、阳性对照。

（4）引物序列[2]：见表3-4-1。

表3-4-1 肠道腺病毒检测引物

病毒名称	引物名称	极性	引物序列（5'-3'）	产物大小（bp）
腺病毒	Ad1	+	TTCCCCATGGCICAYAACAC	482
	Ad2	−	CCCTGGTAKCCRATRTTGTA	

参考文献

［1］中华人民共和国卫生部. 人间传染的病原微生物名录［EB/OL］. http：// www. moh. gov. cn/mohbgt/pw10602/200804/20471. shtml, 2006 – 01 – 11.

［2］XU W, MCDONOUGH M C, ERDMAN D D. Species-specific identification of human adenoviruses by multiplex PCR assay［J］. J Clin Microbiol, 2000, 38(11)：4114 – 4120.

（王宏 刘娜 段招军）

第四部分 腹泻症候群主要寄生虫检测技术

第一章　溶组织内阿米巴

第一节　基本特征

一、基本情况

在人体肠道寄生的 4 种主要阿米巴（内阿米巴属、微小内蜒阿米巴、布氏嗜碘阿米巴和脆弱双核阿米巴）中，只有内阿米巴属的溶组织内阿米巴（*Entamoeba histolytica*）具有致病性，引起的阿米巴病包括肠阿米巴病和肠外阿米巴病。Brumpt 曾在 1929 年提出溶组织内阿米巴有 2 个种，其中一种可引起阿米巴病，而另一种虽与溶组织内阿米巴形态相似、生活史相同，但无致病性，并命名为迪斯帕内阿米巴（*Entamoeba dispar*）。WHO 专家会议于 1993 年将溶组织内阿米巴分为侵袭性的溶组织内阿米巴和非侵袭性的迪斯帕内阿米巴[1]。

二、病原学特征

（一）形态

溶组织内阿米巴可分为滋养体和包囊两个不同时期，成熟的 4 核包囊为感染期。

1. 滋养体

滋养体是溶组织内阿米巴的运动、摄食和增殖阶段。大小在 $10 \sim 60$ μm 之间。其形态不仅与虫体的多形性有关，也依其寄生部位而定。例如，滋养体在阿米巴痢疾患者新鲜黏液血便或阿米巴肝脓肿穿刺液中运动活泼，以二分裂法增殖，形态变化大；当其从有症状患者组织中分离时，常可见摄入的红细胞、白细胞和细菌等，直径为 20 μm，甚至 60 μm；而生活在肠腔、非腹泻粪便中或有菌培养基中的滋养体直径则在 $10 \sim 30$ μm 之间。滋养体可借助单一定向的伪足而运动，有透明的外质和富含颗粒的内质，具一个直径为 $4 \sim 7$ μm 的球形泡状核。纤薄的核膜边缘有单层均匀分布、大小一致的核周染色质粒（chromatin granules）。核仁小而清晰，大小为 0.5 μm，位于中心，周围围以纤细无色的丝状结构。而在培养基中的滋养体往往有 2 个以上的核[1-5]（见图 4 - 1 - 1）。

2. 包囊

包囊是不摄食的静止阶段。成熟包囊呈圆形，直径 $6 \sim 10$ μm，核 4 个；包囊壁厚约125～150 nm，光滑。未成熟包囊中有糖原泡（未染色时一般看不见），核1～3个；核为泡状核，与滋养体的相似但稍小。滋养体在肠腔里形成包囊的过程称为成囊（encystation），但滋养体在肠腔以外的脏器或外界不能成囊，也不能人工成囊。滋养体成囊前先在肠腔内逐渐缩小，停止活动变成近似球形的包囊前期（precyst），以后变成一核包囊，并进行二分裂增殖。胞质内有一特殊的营养储存结构称为拟染色体（chromatoid body），呈短棒状[1-5]（见图4-1-2）。

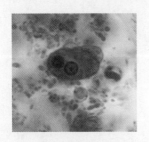

图4-1-1 溶组织内阿米巴滋养体-铁苏木素染色[6]

（图片来源：http://www.cdc.gov/dpdx/amebiasis/index.html.）

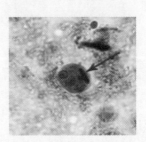

图4-1-2 溶组织内阿米巴包囊-铁苏木素染色（箭头指的是拟染色体）[6]

（图片来源：http://www.cdc.gov/dpdx/amebiasis/index.html.）

（二）生活史

人为溶组织内阿米巴的适宜宿主，其在猫、狗、猴和鼠等动物体内也可偶尔寄生。溶组织内阿米巴生活史包括感染性的包囊期和增殖的滋养体期。生活史的基本过程为"包囊—滋养体—包囊"，其感染期为含4个核的成熟包囊。被污染的食物或饮水中的感染性包囊经口摄入，通过胃和小肠，在回肠末端或结肠中性或碱性环境中，由于包囊内的虫体运动，并在肠道内酶的作用下，囊壁变薄，囊内虫体伪足伸缩，虫体脱囊而出，形成滋养体。含有4核的虫体经3次胞质分裂和1次核分裂发展成8个子虫体，随即在结肠上端摄食细菌并进行二分裂增殖。虫体在肠腔内下移的过程中，随着肠内容物的脱水和环境变化等因素的刺激形成圆形的前包囊，分泌出厚厚的囊壁，再经2次有丝分裂形成4核包囊，随粪便排出体外。包囊在外界适宜条件下可存活并保持感染性数日至一月，但在干燥环境中易死亡[1,2,4]。

滋养体是虫体的侵袭形式，可侵入肠黏膜，吞噬红细胞，破坏肠壁，引起肠壁溃疡；可随血流进入其他组织或器官，如肝、脑等，引起肠外阿米巴病；也可随坏死组织脱落进入肠腔，通过肠蠕动随粪便排出体外。滋养体在外界自然环境中只能短时间存活，即使被宿主吞食也会在通过消化道时被消化液所杀灭[3]（见图4-1-3）。

三、流行病学特征

（一）传染源

阿米巴病的传染源为粪便中持续带包囊者（cyst carrier or cyst passenger）。

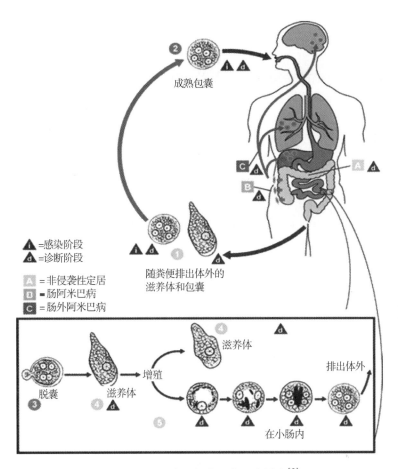

图 4 - 1 - 3　溶组织内阿米巴生活史[6]

①粪便中排出滋养体和包囊；②包囊；③脱囊；④滋养体阶段；⑤包囊阶段

（图片来源：http：//www.cdc.gov/dpdx/amebiasis/index.html.）

（二）传播途径

人体感染的主要方式是经口感染，摄入含有成熟包囊的粪便污染的食物、饮水或使用污染的餐具均可导致感染。食源性暴发/流行则是由于不卫生的用餐习惯或食用由包囊携带者制备的食物引起。蝇或蟑螂携带的包囊也可造成传播。另外，口 - 肛性行为的人群，粪便中的包囊可直接经口侵入，所以阿米巴病在欧美、日本等国家和地区被列为性传播疾病（sexually transmitted disease，STD）。

（三）易感人群

阿米巴病的高危人群包括旅游者、流动人群、弱智低能人群、同性恋者，而严重感染往往发生在小儿尤其是新生儿、孕妇、哺乳期妇女、免疫力低下的患者、营养不良或患恶性肿瘤的患者及长期应用肾上腺皮质激素的患者。据传染病疫情信息报告系统阿米巴性痢疾疫情数据显示，溶组织内阿米巴在某些特殊人群尤其是 AIDS/HIV 感染者中的感染率在上升。

（四）地区分布

溶组织内阿米巴病呈世界性分布，但在发展中国家的感染率高于发达国家；常见于热带和亚热带地区，如印度、印度尼西亚、撒哈拉沙漠、热带非洲和中南美洲，这类地区的气候条件适合本虫的包囊存活。但阿米巴病的发生与卫生条件和社会经济状况的关系要比气候因素更为密切。我国 1988—1992 年的调查显示，全国平均感染率为0.949%，感染人数估计为 1 069 万，感染率超过 1% 的共有 12 个省（自治区、直辖市），主要在西北、西南和华北地区，其中西藏、云南、贵州、新疆、甘肃等地感染率超过 2%[2,7]。阿米巴性痢疾是我国法定乙类传染病，据 2005—2009 年传染病疫情信息报告系统报告，全国每年阿米巴性痢疾病例数超过 100 例的有云南、黑龙江、广西、四川、江西和广东等省（区）[8]。

（五）年龄、性别分布

感染无年龄差别，但有报道称本虫感染有两个年龄高峰，即 14 岁以下的儿童和 40岁以上的成人；也无性别差异，而阿米巴肝脓肿男性较女性多，可能与饮食、生活习惯和职业等有关。溶组织内阿米巴可机会性感染，感染率在男性同性恋者中特别高，20世纪 70 年代报告，为 40%～50%，欧美、日本为 20%～30%。在欧美国家中以迪斯帕内阿米巴感染为主，而在日本同性恋者中则以溶组织内阿米巴感染为主[2]。

四、临床表现

阿米巴病的潜伏期自 2～26 d 不等，以 2 周多见。起病突然或隐匿，可呈暴发性或迁延性。可分成肠阿米巴病和肠外阿米巴病[9]。

（一）肠阿米巴病

溶组织内阿米巴滋养体侵袭肠壁引起肠阿米巴病（intestinal amoebiasis）。常见部位在盲肠和升结肠，其次为直肠、乙状结肠和阑尾，有时可累及大肠全部和一部分回肠。

1. 无症状带包囊者

无症状带包囊者往往在数月后自愈，90% 以上为迪斯帕内阿米巴感染，只有极少数是溶组织内阿米巴感染而无症状，但是能排出包囊，成为公共卫生问题。

2. 阿米巴性结肠炎

阿米巴性结肠炎临床过程可分为急性或慢性。

（1）急性阿米巴性结肠炎：临床症状从轻度、间歇性腹泻到暴发性、致死性的痢疾不等。典型的阿米巴痢疾常有腹泻，一日数次或数十次，粪便果酱色，伴奇臭并带血和黏液，80% 患者有局限性腹痛、不适、胃肠胀气、里急后重、厌食、恶心、呕吐等。急性暴发性痢疾则是最严重和致命性的肠阿米巴病，常见于儿童。患者有大量的黏液血便、发烧、低血压、广泛性腹痛、强烈而持续的里急后重、恶心、呕吐和出现腹水。

60%患者可发展成肠穿孔，亦可发展成肠外阿米巴病。有些轻症患者仅有间歇性腹泻。

（2）慢性阿米巴性结肠炎：长期表现为间歇性腹泻、腹痛、胃肠胀气和体重下降，可持续1年以上，甚至5年之久。有些患者出现阿米巴肿（ameboma），亦称阿米巴性肉芽肿（amebic granuloma），呈团块状损害，临床症状轻微或无症状。在肠钡餐透视时酷似肿瘤，病理活检或血清阿米巴抗体阳性可鉴别诊断。

3. 并发症

肠阿米巴病最严重的并发症是肠穿孔和继发性细菌性腹膜炎，呈急性或亚急性过程。

（二）肠外阿米巴病

肠外阿米巴病（extraintestinal amoebiasis）是肠黏膜下层或肌层的滋养体进入静脉、经血行播散至其他脏器引起的阿米巴病。

1. 阿米巴性肝脓肿（amebic liver abscess）

最常见，患者以青年男性为多见，脓肿多见于肝右叶。全部肠阿米巴病例中有10%的患者伴发肝脓肿。临床症状有右上腹痛并可向右肩放射，发热和肝肿大，伴触痛，也可表现为寒战、盗汗、厌食和体重下降，少部分患者甚至可以出现黄疸。肝脓肿穿刺可见"巧克力酱"样脓液，且可检出滋养体。肝脓肿可破裂入胸腔（10%～20%）或腹腔（2%～7%），少数情况下肝脓肿可破入心包，若肝脓肿破入心包则往往是致死性的。

2. 多发性肺阿米巴病

常发于肺右下叶，多因肝脓肿穿破膈肌而继发，主要症状有胸痛、发热、咳嗽和咳"巧克力酱"样的痰。X线检查可见渗出、实变或脓肿形成、积脓，甚至形成肺支气管瘘管。脓肿可破入气管引起呼吸道阻塞。若脓肿破入胸腔或气管，引流配合药物治疗十分关键，但病死率仍近15%～30%。

3. 阿米巴性脑脓肿

1.2%～2.5%的患者可出现该症，其中94%合并有肝脓肿，往往是在中枢皮质的单一脓肿，临床症状有头痛、呕吐、眩晕、精神异常等。45%的脑脓肿患者可发展成脑膜脑炎。阿米巴性脑脓肿的病程进展迅速，如不及时治疗，病死率高。

4. 皮肤阿米巴病

少见，常由直肠病灶播散到会阴部引起，会阴部损害则会散布到阴茎、阴道甚至子宫；亦可因肝脓肿破溃而发生于胸腹部瘘管周围。

五、预防与治疗

（一）预防

治疗该病的同时，还应采取综合措施防止感染，主要包括对粪便进行无害化处理，以杀灭包囊；保护水源、食物免受污染；搞好环境卫生和驱除有害昆虫；加强健康教育，以提高自我保护能力；加强疫苗研发进程。

（二）治疗[1,2,9]

甲硝唑（metronidazole）为目前治疗阿米巴病的首选药物。对于急性或慢性侵入性肠阿米巴病患者均适用。此外，替硝唑（tindazole）、奥硝唑（ornidazole）和塞克硝唑（secnidazole）似有相同作用。由于阿米巴表面凝集素可刺激 HIV 复制，因此，HIV 感染者若并发感染阿米巴，则无论是致病或不致病的均应予以治疗。

对于带包囊者的治疗应选择肠壁不易吸收且副作用低的药物，如巴龙霉素（paromomycin）、喹碘方（iodoquinofonum）、安特酰胺（diloxanide。即二氯尼特）等。

肠外阿米巴病，如肝、肺、脑、皮肤脓肿的治疗亦以甲硝唑为主，氯喹亦为一有效药物。肝脓肿者采用药物治疗配以外科穿刺引流，可以达到较好效果。中药大蒜素、白头翁等也有一定作用，但仅用中药较难达到根治的目的。

参考文献

[1] 吴观陵. 人体寄生虫学[M]. 3 版. 北京：人民卫生出版社，1995.

[2] 詹希美. 人体寄生虫学 [M]. 北京：人民卫生出版社，2005.

[3] 朱淮民. 机会性寄生虫病[M]. 北京：人民卫生出版社，2009.

[4] BRUCKNER D A. Amebiasis[J]. Clinical Microbiology Reviews，1992，5(4)：356 - 369.

[5] TANYUKSEL M，PETRI WA JR. Laboratory diagnosis of amebiasis[J]. Clinical Microbiology Reviews，2003，16(4)：713 - 729.

[6] GLOBAL HEALTH-DIVISION OF PARASITIC DISEASES AND MALARIA，CDC USA. Amebiasis[EB/OL]. http：//www.cdc.gov/dpdx/amebiasis/index.html，2014.

[7] 卫生部疾病预防控制局. 全国人体重要寄生虫病现状调查[M]. 北京：人民卫生出版社，2008.

[8] 汤林华，许隆祺，陈颖丹. 中国寄生虫病防治与研究(上册)[M]. 北京：北京科学技术出版社，2012.

[9] STANLEY S L JR. Amoebiasis[J]. Lancet，2003，361(9362)：1025 - 1034.

（曹建平　沈玉娟　尹建海）

第二节　检　测　技　术

一、标本的采集与处理

粪便必须新鲜，3～5 g，送检时间一般不宜超过 24 h，尤其是阿米巴滋养体检查，须在排便后 30 min 内进行，或暂时保存在 35～37 ℃条件下待查；一般挑取有黏液、血液部分进行检查；标注统一有效的样本信息（包括姓名、年龄、性别、送检日期及送检目的等），与采集样本临床信息一致。

二、标本的保存与转运

（一）保存与送检

标本采集后 30 min 内送检或 4 ℃短期储存，不应超过 3 d，或在 2.5% 的重铬酸钾溶液中，4 ℃保存。

（二）验收

监测实验室在接收标本后应对标本进行验收，标本合格方可接收。如标本不合格，不予接收。

（1）合格标本：按方案要求采集、运送、保存的标本为合格标本。

（2）不合格标本：没有按照要求采集（粪便量很少）和保存（未按照要求保存）的标本。

（三）运输

将标本置于冷藏包（配备冰排），由标本运输人员运输至监测实验室。防止容器破碎、洒漏、颠倒，注意生物安全防护。

（四）分装保存

所有标本在进行实验室检测前均须分装 1～2 mL，装于无菌 2 mL 冻存管内，于 −80 ℃冰箱永久保存。

三、病原体检测方法

一般在稀便或带有脓血便中滋养体多见，滋养体内可见被摄入的红细胞。但由于虫体在受到尿液、水等污染后会迅速死亡，故应注意及时送检，严防污染并控制温度（25～30 ℃），以提高检出率。

（一）病原学检测[1-5]

1. 包囊碘液染色法

对慢性腹泻患者以检查包囊为主，用碘液染色，以显示包囊的胞核。滴一滴碘液于洁净的载玻片上，用棉签棍或牙签挑取绿豆大小的脓血便，在碘液中涂抹均匀；涂片的厚度以透过玻片隐约可辨认书上的字迹为宜，高倍镜下观察。

2. 滋养体直接涂片法

生理盐水涂片法可检出活动的滋养体。滴一滴生理盐水于洁净的载玻片上，用棉签棍或牙签挑取绿豆大小的粪块，在生理盐水中涂抹均匀，涂片的厚度以透过玻片隐约可辨认书上的字迹为宜。一般在低倍镜下检查，如用高倍镜观察，需加盖片。

3. 醛醚（包囊）浓集法

取粪便 1~2 g 置于小容器内，加水（最好用蒸馏水）10~20 mL 调匀；将粪便混悬液经 2 层纱布（或 100 目金属筛网）过滤于 15 mL 离心管中，离心（2 000 r/min）2 min；倒去上层粪液，保留沉渣，加水 10 mL 混匀，再离心 2 min；倒去上液，加 10% 甲醛 7 mL，搅拌沉淀，静置 5~10 min；加乙醚 3 mL，用橡皮塞塞紧或封口膜封住管口并充分摇匀；取下管口塞或封口膜，用 1 000~1 500 r/min 离心 2 min，即可见管内自上而下分为 4 层：乙醚层、绿色粪渣层、福尔马林层和微细粪渣层（此层含虫卵及原虫包囊）；用竹签轻轻将绿色粪渣层与管壁分离，倒去上面 3 层，取管底沉渣涂片镜检。若检查包囊，可滴加一滴碘液，加盖玻片镜检。

4. 铁苏木素染色法（虫种鉴别）

用盖片或毛笔将粪样涂刮于盖玻片上，迅速放入固定液（加温固定液，滋养体固定 10 min，包囊固定 30 min）；倒出固定液，加入碘酒精 30 min；倒出碘酒精，加入 70% 乙醇 10 min，再更换 70% 乙醇，直到碘色褪尽，置流水中冲洗 10 min；加入 4% 硫酸铵铁 15 min，包囊 30 min；倒出铁明矾液，流水冲洗 3 次，加铁苏木素染液（30 min~2 h）；流水冲洗 3 min，2% 铁明矾液褪色（5~20 min）；流水冲洗 30 min，30%~100% 乙醇过滤脱水（10 min）；无水乙醇再洗 10 min，加入无水乙醇二甲苯或冬青油混合液中 10 min；纯二甲苯或冬青油中 10~30 min。

5. 封片

用加拿大树胶或中性树胶封片。

6. 结果判断

镜下检看阿米巴滋养体和包囊形态。

（二）核酸检测[4-6]

1. 反应体系

反应体系：2×PCR mix 25 μL，DNA 2 μL，引物 F1、R1 各 4 μL，ddH$_2$O 15 μL，总 50 μL（见表 4-1-1）。

表 4 – 1 – 1 溶组织内阿米巴原虫 PCR 反应两种引物

引 物 名 称	引物序列（5′–3′）	产物大小（bp）
致病性虫株引物	GGAGGAGTAGGAAAGTTGAC TTCTTGCAATTCCTGCTTCGA	100
非致病性虫株引物	AGGAGGAGTAGGAAAATTAGG TTCTTGCAAACTCCTGTTTCTAC	101

PCR 反应条件：94 ℃ 1 min 变性，59 ℃ 90 s 退火和 72 ℃ 90 s 延伸。最后一次循环 72 ℃维持 310 s，所得产物 4 ℃保存。

2. 结果判断

取 5 μL 扩增产物在含溴化乙啶的 2.0% 琼脂糖凝胶中电泳，在紫外光下观察结果。

（三）血清学检测[1-5]

可应用间接血凝试验（IHA）、ELISA、琼脂扩散法从患者血清中检查不同滴度的抗体。血清学检测可以有效地检测无症状带包囊者，也可以区别溶组织内阿米巴和迪斯帕内阿米巴。

（四）影像学检测[1-3]

对肠阿米巴病诊断可应用结肠镜，尤其是对那些显微镜检查、血清学、核酸检测均未获阳性结果而临床高度怀疑的病例，结合结肠镜检查，活检及吸取分泌物，可进行一般固定染色涂片、切片，也可进行免疫组化学或免疫荧光试验，还可以用于核酸检测。

四、检测流程

溶组织内阿米巴检测的流程见图 4 – 1 – 4。

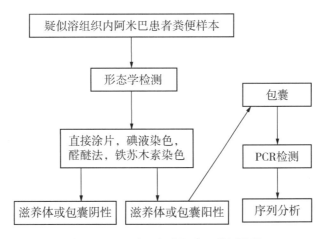

图 4 – 1 – 4　溶组织内阿米巴检测流程

参考文献

［1］吴观陵. 人体寄生虫学［M］. 3 版. 北京：人民卫生出版社，2003.

［2］詹希美. 人体寄生虫学［M］. 北京：人民卫生出版社，2005.

［3］朱淮民. 机会性寄生虫病［M］. 北京：人民卫生出版社，2009.

［4］FOTEDAR R, STARK D, BEEBE N, et al. Laboratory diagnostic techniques for En-tamoeba species［J］. Clinical Microbiology Reviews, 2007, 20(3)：511 - 532.

［5］TANYUKSEL M, PETRI WA JR. Laboratory diagnosis of amebiasis［J］. Clinical Mi-crobiology Reviews, 2003, 16(4)：713 - 729.

［6］PAUL J, SRIVASTAVA S, BHATTACHARYA S. Molecular methods for diagnosis of Entamoeba histolytica in a clinical setting：an overview［J］. Experimental Parasitology, 2007, 116(1)：35 - 43.

（曹建平　沈玉娟　尹建海）

第二章　蓝氏贾第鞭毛虫

第一节　基本特征

一、基本情况

蓝氏贾第鞭毛虫（*Giardia lamblia*），简称贾第虫，主要寄生于人体和某些哺乳动物的小肠，引起腹痛、腹泻和消化不良为主要症状的贾第虫病（giardiasis），为人体肠道感染的常见寄生虫之一。1976 年首次在旅游者中发生集体感染，有"旅游者腹泻"之称[1]。

二、病原学特征

（一）形态

贾第虫有滋养体和包囊两个发育阶段。

1. 滋养体

滋养体似纵切为半的倒置梨形，大小约长 9～21 μm，宽 5～15 μm，厚 2～4 μm。虫体前段宽钝，后端尖细，两侧对称，背面隆起，腹面扁平。腹面前半部向内凹陷成吸盘状陷窝。有 1 对并列在吸盘状陷窝的底部卵形的泡状细胞核，各核内有 1 个大的核仁。有 4 对鞭毛，均由位于两核间靠前端的基体发出，按其位置分别为前侧鞭毛、后侧鞭毛、腹鞭毛和尾鞭毛各 1 对，依靠鞭毛的摆动，可活泼运动。1 对轴柱纵贯虫体中部，将虫体均分为两半。在轴柱的中部可见 2 个半月形的中体。滋养体期无胞口，胞质内也无食物泡，以渗透方式从体表吸收营养物质[2-5]（见图 4-2-1）。

2. 包囊

包囊为椭圆形，囊壁较厚，长 8～14 μm，宽 7～10 μm，未成熟的包囊有 2 个核，成熟的包囊具 4 个核，多偏于一端。囊内可见鞭毛和中体的早期结构[2-5]（见图 4-2-2、图 4-2-3）。

（二）生活史

贾第虫生活史简单，属于人际传播型。（见图 4-2-4）滋养体为营养繁殖阶段，

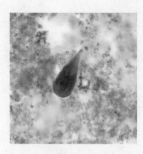

图 4-2-1　贾第虫滋养体 -
铁苏木素染色[6]

（图片来源：http：//www. cdc.
gov/dpdx/giardiasis/index. html.）

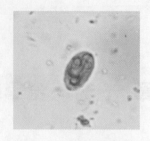

图 4-2-2　贾第虫包囊 -
碘液染色[6]

（图片来源：http：//www. cdc.
gov/dpdx/giardiasis/index. html.）

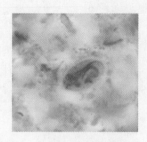

图 4-2-3　贾第虫包囊 -
铁苏木素染色[6]

（图片来源：http：//www. cdc.
gov/dpdx/giardiasis/index. html.）

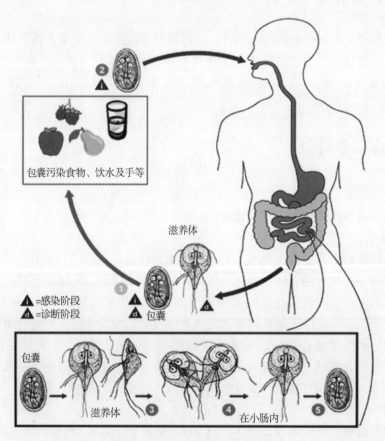

图 4-2-4　贾第虫生活史[6]

①粪便中包囊和滋养体；②包囊；③在小肠中脱囊，释放滋养体；④滋
养体以二分裂法繁殖；⑤在结肠成囊

（图片来源：http：//www. cdc. gov/dpdx/giardiasis/index. html.）

成熟的 4 核包囊是感染阶段。包囊随污染食物和饮水进入人体，在十二指肠内脱囊形成 2 个滋养体。滋养体主要寄生在人和某些哺乳动物的十二指肠内，有时也可在胆囊内，借吸盘状陷窝吸附肠壁，营纵二分裂法繁殖。在一定条件下，滋养体分泌囊壁形成包囊，随粪便排出。一般在硬度正常粪便中只能找到包囊。滋养体则可在腹泻者粪便中发现。包囊在外界抵抗力较强，为传播阶段[1-3]。

三、临床表现

（一）潜伏期

贾第虫病潜伏期长短不一，一般为 1～2 周，长者可达 45 d。

（二）无症状带包囊者

感染贾第虫后有相当一部分人不表现任何临床症状，属于无症状带包囊者，持续时间可以很长，是重要的传染源。

（三）急性期

起初主要症状是腹痛、腹泻、腹胀、呕吐、发热和厌食等，此后出现突发性恶臭水泻，呈水样粪便，量大、恶息、无脓血。发病数日后，急性症状常可自行消除。

（四）亚急性或慢性

急性期患者若不及时治疗，多可发展为亚急性或慢性感染。临床症状较轻，但持续时间长或反复发作。表现为周期性稀便，大便甚臭，常伴恶心、厌食、头痛等症状[7]。

四、流行病学特征

（一）传染源

凡从粪便排出包囊的贾第虫感染者和贾第虫病患者或贾第虫感染的哺乳动物是传染源。

（二）传播途径

主要有以下几种传播方式。

1. 水源传播

水源传播是感染贾第虫的重要途径。污染水源的包囊主要来自人、动物的粪便或污水。常规的饮用水氯消毒无法杀死包囊。

2. "人－人" 传播

多见于小学、托儿所和家庭成员之间，也可见因食物操作者或管理者污染食物而通过食物传播，还可因性传播。

3. 粪 – 口传播

通常发生在贫穷、人口过度拥挤、用水不足以及卫生状况差的地区。

（三）易感人群

人群普遍易感，特别是免疫力低下者、免疫功能缺陷者、旅游者、男性同性恋等[8]。

（四）地区分布

呈世界性分布[9]。我国第一次全国人体寄生虫分布调查显示，全国平均感染率为 2.419%，感染者分布在 30 个省（自治区、直辖市），23 个省（自治区、直辖市）感染率超过 1%[10]。第二次全国人体寄生虫分布调查了上海、河南和新疆贾第虫人群感染情况，感染率分别为 0.240%、2.546% 和 3.941%[11]。

（五）季节分布

我国第一次全国人体寄生虫分布调查显示，贾第虫病在夏秋季发病率较高[10]。

（六）年龄、性别分布

任何年龄的人群对贾第虫均易感，儿童和年老体弱者尤其易感。因不同调查所得的结果不同，尚不能推断感染本虫的性别分布特征。

五、防治原则

常用治疗药物有甲硝唑、呋喃唑酮、丙硫咪唑（阿苯达唑）、氯硝唑等。

防治原则：积极治疗患者和无症状带包囊者；加强人和动物的粪便管理，防止水源污染；搞好环境、个人和饮食卫生等是防止贾第虫感染的重要措施；托儿所和幼儿园等场所儿童共用物品应做好消毒；旅游者的饮水应煮沸后饮用。

参考文献

[1] 朱淮民. 机会性寄生虫病[M]. 北京：人民卫生出版社，2009.

[2] 吴观陵. 人体寄生虫学[M]. 3 版. 北京：人民卫生出版社，2003.

[3] 詹希美. 人体寄生虫学[M]. 北京：人民卫生出版社，2005.

[4] MEYER E A, RADULESCU S. Giardia and giardiasis[J]. Advances in parasitology, 1979，17：1 – 47.

[5] STANLEY L E, ERNEST A M. Giardia and giardiasis：biology, pathogenesis, and epidemiology[M]. New York：Springer, 1984.

[6] GLOBAL HEALTH-DIVISION OF PARASITIC DISEASES AND MALARIA, CDC USA. Giardiasis[EB/OL]. http：//www.cdc.gov/dpdx/giardiasis/index.html, 2014.

［7］HALLIEZ M C, BURET A G. Extra-intestinal and long term consequences of Giardia duodenalis infections［J］. World Journal of Gastroenterology, 2013, 19(47)：8974 – 8985.

［8］ESCOBEDO A A, ALMIRALL P, ALFONSO M, et al. Sexual transmission of giardiasis：a neglected route of spread?［J］Acta Tropica, 2014, 132：106 – 111.

［9］MUHSEN K, LEVINE M M. A systematic review and meta-analysis of the association between Giardia lamblia and endemic pediatric diarrhea in developing countries［J］. Clinical Infectious Diseases, 2012, 55（Suppl 4）：S271 – 293.

［10］卫生部疾病预防控制局. 全国人体重要寄生虫病现状调查［M］. 北京：人民卫生出版社, 2008.

［11］汤林华, 许隆祺, 陈颖丹. 中国寄生虫病防治与研究(上册)［M］. 北京：北京科学技术出版社, 2012.

（曹建平　沈玉娟　尹建海）

第二节　检　测　技　术

一、标本的采集与处理

（一）粪便标本采集

粪便必须新鲜，送检时间一般不宜超过 24 h，尤其是贾第虫滋养体检查，须在排便后 30 min 内进行，或暂时保存在 35～37 ℃条件下待查；粪便样本量 3～5 g，标注统一有效的样本信息（包括患者姓名、年龄、性别、送检日期及送检目的等），与采集样本临床信息一致。

（二）处理

如贮存在 2.5%重铬酸钾溶液中的卵囊阳性粪便样本，核酸提取之前用去离子水洗涤除去残留的重铬酸钾，3 000 g 离心 10 min，重复 3 次，去上清并用去离子水重悬沉淀物。应用商品化试剂盒提取核酸，按说明书操作。

二、标本的保存与转运

（一）保存与送检

标本采集后 30 min 内送检或 4 ℃短期储存，不应超过 3 d，或在 2.5%重铬酸钾溶液中，4 ℃保存。

（二）验收

监测实验室在接收标本后应对标本进行验收，标本合格方可接收。如标本不合格，不予接收。

（1）合格标本：按方案要求采集、运送、保存的标本为合格标本。

（2）不合格标本：没有按照要求采集（粪便量很少）和保存（未按照要求保存）的标本。

（三）运输

将标本置于冷藏包（配备冰排），由标本运输人员运输至监测实验室。防止容器破碎、洒漏、颠倒，注意生物安全防护。

（四）分装保存

所有标本在进行实验室检测前均须分装 1～2 mL，装于 2 mL 无菌冻存管内，于 −80 ℃冰箱永久保存。

三、病原体检测方法

（一）病原学检测[1-3]

1. 碘液染色法

滴一滴碘液于洁净的载玻片上，用棉签棍或牙签挑取绿豆大小的粪块，在碘液中涂抹均匀；涂片的厚度以透过玻片隐约可辨认书上的字迹为宜，高倍镜下观察。

2. 直接涂片法

滴一滴生理盐水于洁净的载玻片上，用棉签棍或牙签挑取绿豆大小的粪块，在生理盐水中涂抹均匀；涂片的厚度以透过玻片隐约可辨认书上的字迹为宜。一般在低倍镜下检查，如用高倍镜观察，需加盖片。

3. 铁苏木素染色法（虫种鉴定）

见本部分第一章溶组织内阿米巴原虫相关检测方法。

4. 结果判断

贾第虫滋养体在光学显微镜下呈纵切的倒置梨形，虫体共有前、腹、后和尾鞭毛各1对。

贾第虫包囊在光学显微镜下呈椭圆形，囊壁较厚，内含2～4个细胞核。

（二）免疫学检测（粪抗原检测）[1-3]

采用商品化试剂盒检测，具体操作与结果判断见试剂盒说明书。

（三）核酸检测[4,5]

1. PCR 反应

详细的 PCR 反应步骤见表 4 - 2 - 1。

表 4 - 2 - 1　贾第虫 TPI 基因巢式 PCR 反应

引　　物	反应体系	反应条件	产物大小（bp）
XF1（outer）	$2 \times$ PCR mix 25 μL	94 ℃ 5 min	605
AAATIATGCCTGCTCGTCG	10 mg/mL BSA 2 μL	94 ℃ 45 s	
XR1（outer）	XF1/XR1/XF2/XR2 2 μL	55 ℃ 45 s	
CAAACCTTITCCGCAAACC	ddH₂O 17 μL	72 ℃ 1 min, 35 cycles	530
XF2（inner）	DNA 2 μL	72 ℃ 10 min	
CCCTTCATCGGIGGTAACTT	总体积 50 μL		
XR2（inner）			
GTGGCCACCACICCCGTGCC			

2. 结果判断

在含溴化乙啶的 2.0% 琼脂糖电泳，紫外光下观察结果或测序后进行 DNA 序列分析。

四、检测流程

贾第虫检测的流程见图 4 - 2 - 5。

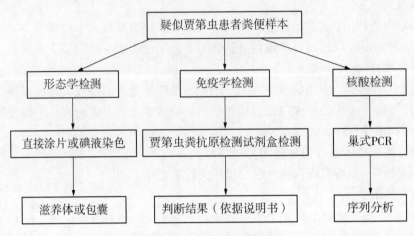

图 4 - 2 - 5 贾第虫检测流程

参考文献

［1］吴观陵. 人体寄生虫学［M］. 3 版. 北京：人民卫生出版社，2003.

［2］詹希美. 人体寄生虫学［M］. 北京：人民卫生出版社，2005.

［3］朱淮民. 机会性寄生虫病［M］. 北京：人民卫生出版社，2009.

［4］XIAO L, FAYER R. Molecular characterisation of species and genotypes of *Cryptosporidium* and *Giardia* and assessment of zoonotic transmission［J］. International Journal for Parasitology, 2008, 38(11)：1239 - 1255.

［5］SULAIMAN I M, FAYER R, BERN C, et al. Triosephosphate isomerase gene characterization and potential zoonotic transmission of Giardia duodenalis［J］. Emerging Infectious Diseases, 2003, 9(11)：1444 - 1452.

（曹建平　沈玉娟　尹建海）

第三章　隐孢子虫

第一节　基本特征

一、基本情况

隐孢子虫病（cryptosporidiosis）是隐孢子虫（*Cryptosporidium* spp.）感染引起的以腹泻为主要临床表现的一种人兽共患消化道传染病，属新发传染病，被 WHO 列为世界六大腹泻病之一。自 1976 年在美国首次发现人隐孢子虫病例以来，目前该病已遍及除南极洲外的 90 多个国家，300 多个地区。发达国家隐孢子虫阳性率为 0.6%～20.0%，发展中国家为 4%～32%，AIDS 患者和儿童感染率为 3%～50%[1,2]。我国于 1987 年在南京首次报道 2 例人体感染病例[3]，此后陆续在江苏、安徽、山东、湖南、云南、黑龙江、河南、上海等省（自治区、直辖市）有隐孢子虫感染的报道，感染率为 1.33%～13.49%。

二、病原学特征

（一）形态

卵囊呈圆形或椭圆形，大小约为 4～6 μm。成熟的卵囊囊壁光滑，透明，内含 4 个子孢子和 1 个结晶状残余体，子孢子为月牙形，大小为 1.5 μm × 0.75 μm，1 个核。不同隐孢子虫形态相似，大小略有差异，形态学方法难以鉴定虫种。多数虫种寄生于小肠，呈圆形，相对较小；少数寄生于胃，呈椭圆形，相对较大[1,3-5]（见图 4-3-1）。

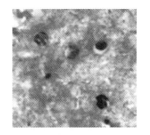

图 4-3-1　隐孢子虫卵囊－改良抗酸染色[6]

（图片来源：http://www.cdc.gov/dpdx/cryptosporidiosis/index.html.）

（二）生活史

隐孢子虫在同一宿主体内完成生活史，不需要中间宿主。生活史包括无性生殖（裂体增殖和孢子增殖）和有性生殖（配子生殖）两个阶段，成熟卵囊为感染阶段。人摄入卵囊后，在消化液的作用下，卵囊内子孢子逸出，附着并侵入肠上皮细胞的微绒毛区（刷状缘层内），形成纳虫泡，虫体在纳虫泡内进行裂体增殖，发育为滋养体，经 3 次核分裂发育为 I 型裂殖体。成熟的 I 型裂殖体含有 6 或 8 个裂殖子；裂殖子被释出后侵入其他上皮细胞，发育为第二代滋养体。第二代滋养体经 2 次核分裂发育为 II 型裂殖体。成熟的 II 型裂殖体含 4 个裂殖子。裂殖子释出并侵入细胞后发育为雌配子体或雄配子体，进入有性生殖阶段。雌配子体进一步发育为雌配子，雄配子体产生 16 个雄配子，雌雄配子结合形成合子，合子发育为卵囊，进入孢子增殖阶段。成熟卵囊含有 4 个子孢子。卵囊有薄壁和厚壁两种。薄壁卵囊约占 20%，仅有一层单位膜，其子孢子逸出后直接侵入宿主肠上皮细胞，造成宿主自身体内重复感染；厚壁卵囊约占 80%，在宿主细胞或肠腔内孢子化，随宿主粪便排出，即具感染性。从宿主感染到排出卵囊整个生活史因感染隐孢子虫虫种、感染度、宿主及宿主免疫状态等而异，一般为 5 ~ 11 d[1,3-5]（见图 4 - 3 - 2）。

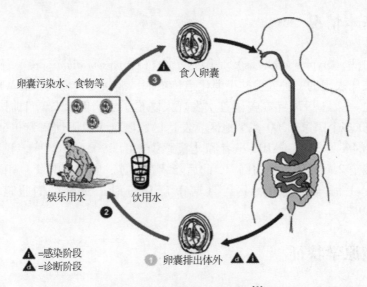

图 4 - 3 - 2　隐孢子虫生活史[6]

①孢子化的卵囊（含 4 个子孢子）随宿主粪便排出体外；②通过污染水源和食物传播；③宿主摄入卵囊

（图片来源：http://www.cdc.gov/dpdx/cryptosporidiosis/index.html.）

三、流行病学特征

（一）传染源

隐孢子虫病患者、无症状感染者以及隐孢子虫感染的动物是主要传染源。

（二）传播途径

隐孢子虫病主要介水传播，粪 - 口途径是主要的传播方式。水源污染是引起隐孢子虫病暴发或流行的主要原因，人主要因摄入被隐孢子虫卵囊污染的饮水、食物和娱乐用水（如游泳池水、喷泉等），或与宠物、家畜尤其是幼畜和野生动物等密切接触而感染。

（三）易感人群

人对隐孢子虫普遍易感，尤其是婴幼儿、免疫功能抑制者（如长期使用免疫抑制剂者、抗肿瘤药物治疗者）和免疫功能缺陷者（如 HIV/AIDS、各种引起免疫功能下降的基础疾病等）。

（四）地区分布

隐孢子虫病呈全球性分布，我国各省（直辖市、自治区）均发现有隐孢子虫感染者[7]。

（五）季节分布

通常全年都有发病，每年的春夏和初秋为流行高峰。

（六）年龄、性别分布

各年龄组均有发病，一般年龄越小，感染率和发病率越高，且症状越严重，死亡率也越高，多见于 2 岁以下的婴幼儿。男女间发病无明显差异。

四、临床表现

（一）潜伏期

本病潜伏期为 2～28 d，一般为 7～10 d。

（二）急性期

隐孢子虫病临床症状的严重程度与病程取决于宿主的免疫状态和营养状况。免疫功能正常者症状较轻，主要为急性自限性水样腹泻，一般无脓血，日排便 2～20 次；具自限性，通常 7～14 d，最短 1～2 d。免疫功能缺陷患者，腹泻程度严重，常表现为霍乱样水泻。重症幼儿为喷射性水样腹泻，排便量多。腹痛、腹胀、恶心、呕吐、食欲减退或厌食、口渴和发热亦较常见[1,3-5]。

（三）慢性期

病程 20～60 d 占多数，长者数年。免疫功能异常的感染者症状明显且病情重，持续性霍乱样水泻最为常见，一日数次至数十次；每日水泻便量常见为 3～6 L，最多可达 17 L，导致水、电解质紊乱和酸中毒。免疫功能缺损者尤其是 HIV/AIDS 患者，隐孢子虫感染后可导致广泛播散，并发胆道、胰管或呼吸道等肠外器官隐孢子虫病，表现为胆囊炎、胆管炎、胰腺炎和肺炎；当症状消失后数周内仍有卵囊随粪便排出。儿童营养不良以及某些病毒性感染，如麻疹、水痘和巨细胞病毒感染，也会因暂时的免疫功能异常而并发隐孢子虫病，引起严重的慢性腹泻[1,3-5]。

（四）并发症

水、电解质紊乱，其他病原体混合感染。部分有腹部痉挛性疼痛、恶心、呕吐、厌食、发热和全身不适等。

五、预防与治疗

（一）预防

加强人、畜粪便的管理，防止卵囊污染饮用水和食物；注意个人卫生和饮食卫生；提倡喝开水，牛奶亦要彻底消毒；等等。

（二）治疗

目前尚无有效的根治药物，主要是对症治疗。硝唑尼特（Nitazoxanide，NTZ）是美国食品药品管理局批准的唯一可以用于治疗婴儿隐孢子虫病的药物，可缩短病程，降低虫荷，但不适用于免疫缺陷病人隐孢子虫感染的治疗。巴龙霉素、螺旋霉素、阿奇霉素等可能具有改善临床症状或缩短病程的作用。高效抗逆转录病毒治疗是治疗和预防艾滋病合并隐孢子虫感染的最有效的方法。

参考文献

［1］XIAO L, FAYER R. Cryptosporidium and cryptosporidiosis［M］. 2nd ed. London：CRC Press, 2007.

［2］RYAN U, FAYER R, XIAO L. Cryptosporidium species in humans and animals：current understanding and research needs［J］. Parasitology, 2014, 11：1-19.

［3］吴观陵. 人体寄生虫学［M］. 3版. 北京：人民卫生出版社, 2003.

［4］詹希美. 人体寄生虫学［M］. 北京：人民卫生出版社, 2005.

［5］朱淮民. 机会性寄生虫病［M］. 北京：人民卫生出版社, 2009.

［6］GLOBAL HEALTH-DIVISION OF PARASITIC DISEASES AND MALARIA, CDC USA. Cryptosporidiosis［EB/OL］. http：//www.cdc.gov/dpdx/cryptosporidiosis/index.html, 2014.

［7］卫生部疾病预防控制局. 全国人体重要寄生虫病现状调查［M］. 北京：人民卫生出版社, 2008.

（沈玉娟　曹建平　尹建海）

第二节　检　测　技　术

一、标本的采集与处理

（一）粪便标本采集

粪便标本的采集应由受过专门培训的人员来施行。标本采集人员由各监测实验室结合实际自行决定。采集粪便应使用无菌容器（如痰盂内套无菌塑料袋）。采集粪便 3～5 g，置于无菌粪便采样杯或管（不加任何试剂）中。粪便必须新鲜，送检时间一般不宜超过 24 h，或暂时保存在 4 ℃。标注统一有效的样本信息（包括姓名、年龄、性别、送检日期及送检目的等），与采集样本临床信息一致。

（二）处理

如贮存在 2.5% 重铬酸钾溶液中的卵囊阳性粪便样本，核酸提取之前用去离子水洗涤除去残留的重铬酸钾，3 000 g 离心 10 min，重复 3 次，去上清并用去离子水重悬沉淀物。应用商品化试剂盒提取核酸，按说明书操作。

二、标本的保存与转运

（一）保存与送检

标本采集后 30 min 内送检或在 4 ℃短期储存，不应超过 3 d，或在 2.5% 重铬酸钾溶液中，4 ℃保存。

（二）验收

监测实验室在接收标本后应对标本进行验收，标本合格方可接收。如标本不合格，不予接收。

（1）合格标本：按方案要求采集、运送、保存的标本为合格标本。

（2）不合格标本：没有按照要求采集（粪便量很少）和保存（未按照要求保存）的标本。

（三）运输

将标本置于冷藏包（配备冰排），由标本运输人员运输至监测实验室。防止容器破碎、洒漏、颠倒，注意生物安全防护。

（四）分装保存

所有标本在进行实验室检测前均须分装 1～2 mL，装于无菌 2 mL 冻存管内，于

−80 ℃冰箱永久保存。也可将粪便贮存在2.5% 重铬酸钾溶液中，4 ℃保存。

三、病原检测方法

（一）改良抗酸染色法[1-6]

1. 制片

于洁净的载玻片上，用棉签棍或牙签挑取绿豆大小的便块，制中等厚度抹片。

①粪便抹片空气干燥，甲醇固定 3 min。②滴加石炭酸复红染液于粪膜上，染色2 ～ 5 min，水洗。③3%酸性乙醇中脱色2 ～ 5 min，水洗。④3%孔雀绿复染1 ～ 2 min，水洗。⑤室温干燥。⑥检测卵囊，抹片涂抹少量油镜用油，然后用干燥镜头或油镜观察，无须加盖玻片。如需保存，可加盖玻片和封固剂，然后镜检。⑦ ×40 物镜观察抹片中卵囊存在与否。在油镜下确定卵囊。

2. 结果判断

在淡绿色的背景下隐孢子虫卵囊被染成玫瑰红色，圆形或椭圆形，卵囊4 个内子孢子均被染为玫瑰红色，呈月牙形，视观察角度不同，卵囊内子孢子排列不规则，呈多态性，有些卵囊无明显结构，残余体为暗红色颗粒。染色程度和染色比例随卵囊个体而变化。另外，内部结构染色有不同程度变化。酵母和粪便碎片被染成暗红色。

注意：等孢球虫卵囊被染成红色，椭圆形，末端逐渐变细，含颗粒状合子或两个孢子囊；环孢子虫卵囊被染成粉红色，圆盘形（直径8 ～ 10 μm），含中央桑葚胚。染色程度和比例随卵囊个体变化。在粪便样本中通常看到未孢子化卵囊。

（二）金胺 – 酚染色法[1-6]

1. 制片

于洁净的载玻片上，用棉签棍或牙签挑取绿豆大小便块，制中等厚度抹片。

①粪便抹片空气干燥，无水甲醇固定 3 min。②滴加金胺 – 酚染色液于粪膜上，染色10 min，水洗。③3%酸性乙醇脱色1 min，水洗。④ 0.5%高锰酸钾中复染1 min，水洗。⑤室温干燥。⑥检查卵囊，用装有 FITC 过滤器的表面荧光显微镜检查，在 ×20 物镜下观察。在 ×40 物镜下确认卵囊。

2. 结果判断

隐孢子虫在低倍荧光镜下，可见卵囊为一圆形小亮点，发乳白色荧光。高倍镜下卵囊呈乳白或略带绿色，卵囊壁为一薄层，多数卵囊周围深染，中央淡染，似环状，或深染结构偏位，有些卵囊全部为深染。但有些标本可出现非特异的荧光颗粒，应注意鉴别。

测定荧光体的大小和形状：隐孢子虫卵囊呈环形或卵圆形并在暗背景下显示出特征性明亮的苹果绿色荧光，直径4 ～ 6 μm。

（三）免疫学检测（粪抗原检测)[1-6]

采用商品化试剂盒检测，具体操作和结果判断按试剂盒说明书。

（四）核酸检测

1. 巢式 PCR 检测[6]

具体操作见表 4 - 3 - 1，第一次 PCR 扩增产物大约 1 325 bp，第二次 PCR 产物大小 826～864 bp（依虫株而异）；限制性内切酶片段长度多态性检测（RFLP）：50 μL 反应混合液中加 20 μL 第二次 PCR 产物，酶切反应，*Ssp* I 或 *Vsp* I 20 μL，酶切反应缓冲液 5 μL，加水至 50 μL，37 ℃ 1 h。

注意：PCR 检测，每个样本平行检测 3 次；RFLP 分析，每个样本至少分析 3 次；样本中隐孢子虫混合感染时，每次用不同体积（0.25 μL，0.50 μL 和 1.00 μL）的核酸样本进行 PCR 扩增。

表 4 - 3 - 1　隐孢子虫 18S rRNA 基因巢式 PCR 反应

引　物	反应体系	反应条件
XF1（outer）	2 × PCR mix 25 μL	94 ℃ 1 min
TTCTAGAGCTAATACATGCG	10 mg/mL BSA 2 μL	94 ℃ 10 s
XR1（outer）	XF1/XR1/XF2/XR2 2 μL	55 ℃ 30 s
CCCATTTCCTTCGAAACAGGA	ddH₂O 17 μL	72 ℃ 1 min，35 cycles
XF2（inner）	DNA 2 μL	72 ℃ 7 min
GGAAGGGTTGTATTTATTAGATAAAG	总体积 50 μL	
XR2（inner）		
CTCATAAGGTGCTGAAGGAGTA		

2. 结果判断[6]

在含溴化乙啶的 2.0% 琼脂糖中电泳，紫外光下观察结果或测序后进行 DNA 序列分析，结果见表 4 - 3 - 2。

表 4 -3 -2　部分隐孢子虫巢式 PCR-RFLP 限制性酶切片断长度

Cryptosporidium	PCR 产物长度（bp）	Ssp I 产物长度（bp）	Vsp I 产物长度（bp）
C. hominis	851	450, 267, 111, 12, 11	561, 115, 104, 71
C. parvum	848	450, 267, 108, 12, 11	629, 115, 104
C. meleagridis	847	450, 267, 108, 11, 11	457, 171, 115, 104
C. cuniculus	849	473, 267, 109	559, 115, 104, 71
C. canis	843	417, 267, 105, 34, 20	624, 115, 104
C. suis	852	454, 378, 11, 9	633, 115, 104
C. felis	878	426, 404, 34, 14	659, 115, 104
C. muris	847	449, 398	732, 115
C. andersoni	846	449, 397	731, 115
C. ubiquitum	849	454, 384, 11	461, 169, 115, 104
C. bovis	836	432, 267, 103, 34	617, 115, 104
C. varanii	847	418, 267, 109, 34, 19	628, 115, 104
C. Ferret	851	450, 267, 111, 12, 11	458, 174, 115, 104
C. wrairi	848	450, 267, 109, 11, 11	629, 115, 104
C. baileyi	840	573, 267	621, 115, 104
C. serpentis	845	414, 383, 34, 14	730, 115
Monkey genotype	849	462, 267, 109, 11	559, 115, 104, 71
Horse genotype	849	450, 267, 109, 12, 11	497, 133, 115, 104
Deer-like genotype	836	432, 267, 103, 34	617, 115, 104
C. bovis in yak	836	413, 267, 103, 34, 19	617, 115, 104
Bear genotype	847	418, 267, 106, 34, 22	628, 115, 104
Skunk genotype	852	418, 267, 110, 34, 12, 11	460, 173, 115, 104
Mouse genotype	852	450, 273, 112, 12, 11	458, 175, 115, 104
Duck genotype	835	432, 267, 102, 34	616, 115, 104
Marsupial I	851	441, 267, 109, 34	632, 115, 104
Opossum I	848	440, 267, 107, 34	629, 115, 104
Goose I	835	534, 267, 34	616, 115, 104
Goose II	835	534, 267, 34	616, 115, 104
Muskrat I	863	449, 380, 34	608, 115, 104, 36
Fox genotype	846	448, 377, 21	627, 115, 104
Muskrat II	847	417, 375, 34, 21	592, 115, 104, 36

四、检测流程

隐孢子虫检测的流程见图4-3-3。

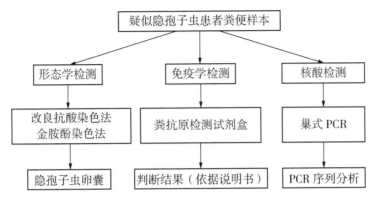

图4-3-3　隐孢子虫检测流程

参考文献

[1] 吴观陵. 人体寄生虫学[M]. 3版. 北京：人民卫生出版社.

[2] 詹希美. 人体寄生虫学[M]. 北京：人民卫生出版社，2005.

[3] 朱淮民. 机会性寄生虫病[M]. 北京：人民卫生出版社，2009.

[4] CASEMORE D P. ACP Broadsheet 128：June 1991. Laboratory methods for diagnosing cryptosporidiosis[J]. Journal of Clinical Pathology, 1991, 44：445-451.

[5] OIE (OFFICE INTERNATIONAL DES EPIZOOTIES). Cryptosporidiosis. In Manual of Standards for Laboratory tests and vaccines[EB/OL]. 5th ed. http：//www. oie. int/eng/normes/en_mmanual. htm, 2004.

[6] XIAO L, FAYER R. Cryptosporidium and cryptosporidiosis[M]. 2nd ed. London：CRC Press, 2007.

（沈玉娟　曹建平　尹建海）